W0222201

ANNE VICTORIA
FARGEPALLET

# Jeûner

## *Le retour à la santé*

marie claire
Éditions

## Dédicace

À Alain Rousseaux, mon père « naturopathe », qui m'a fait comprendre tout l'intérêt de cette médecine naturelle sans jamais basculer dans la biothérapie.
À Frédéric Boukobza qui m'a permis de vivre des années d'études passionnantes à ISPUNAT.

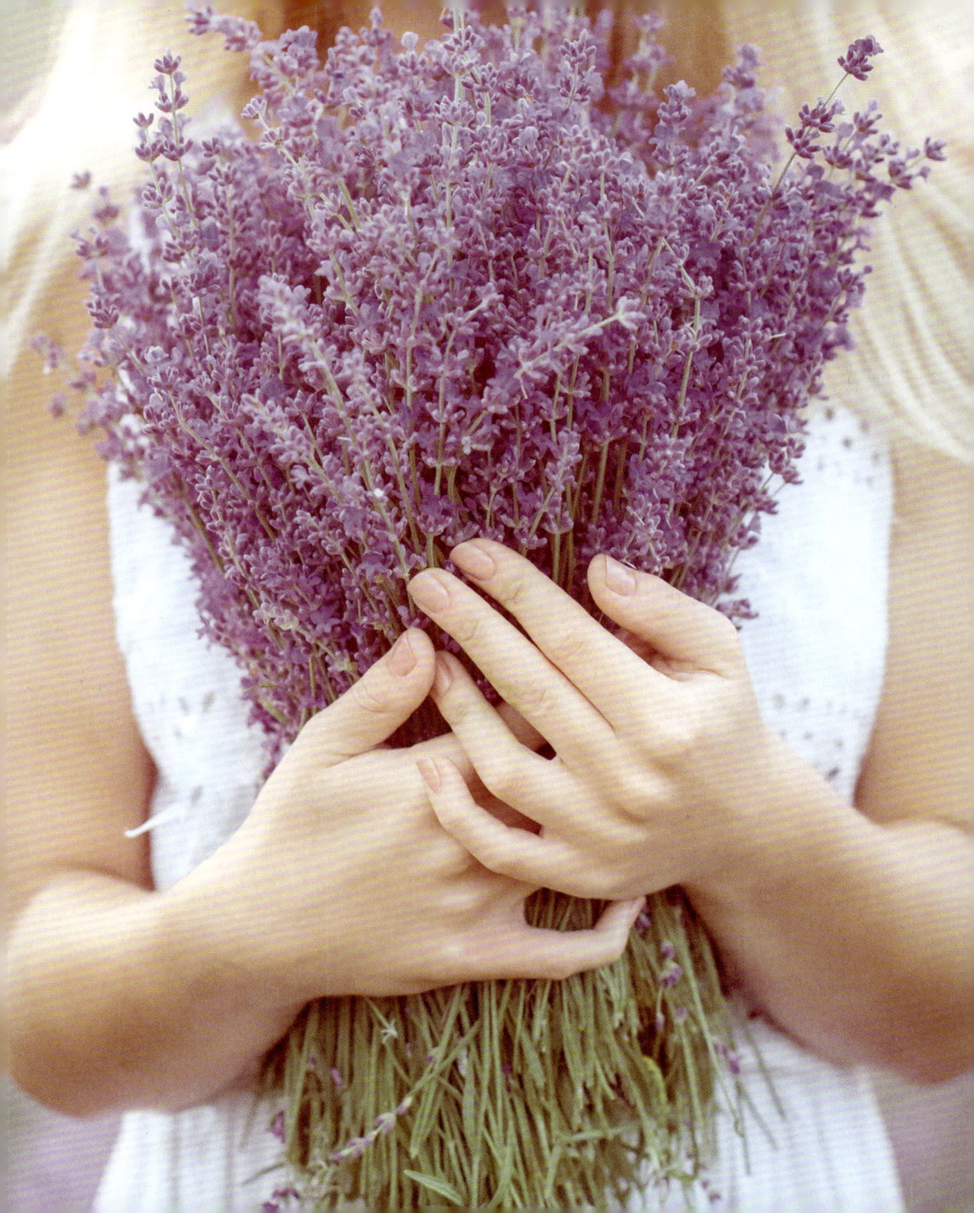

# TÉMOIGNAGES

## GARANCE C :

« Je pratique le jeûne depuis 4 ans. Je m'y suis tout d'abord intéressée par curiosité.

Je dirais que chaque jeûne est différent. L'état physique et psychique dans lequel on se trouve avant de démarrer un jeûne a un impact considérable sur son déroulement. D'où l'importance de respecter la période de diète et de repos qui le précède.

Cependant j'ai pu observer des effets similaires d'un jeûne à l'autre, les quatre premiers jours étant toujours les plus rudes, ils s'accompagnent de sensations de faim persistantes et parfois même de vertiges.

Ces sensations s'estompent progressivement durant la seconde partie du jeûne. Les derniers jours sont beaucoup plus paisibles et, souvent, j'expérimente un regain d'énergie vers le 5e jour.

Ce qui aujourd'hui me semble le plus délicat est le retour à l'alimentation qui peut être un fiasco. Il m'est arrivé de ressentir des douleurs aiguës à l'estomac, des ballonnements tout en étant incapable d'aller à la selle. J'ai eu recours à la médecine allopathique lors de mon dernier jeûne de 10 jours, pour me sortir de cet état.

Je pense que la pratique du jeûne m'a amené à une prise de conscience alimentaire et environnementale. J'apporte dorénavant une attention particulière à la qualité et à la provenance des produits que je consomme, de ce fait je soutiens un mode de culture plus respectueux de l'équilibre de nos écosystèmes. C'est une autre façon de penser son assiette ! »

## CÉLINE K

« J'ai découvert le jeûne l'été 2015 grâce à une amie qui m'a proposé d'y participer à la campagne. Ça tombait à pic pour moi car j'avais lu beaucoup d'articles, de livres et de témoignages sur le jeûne les mois auparavant. On venait de me diagnostiquer une candidose et je cherchais des moyens pour me soigner naturellement. J'avais donc hâte de pouvoir l'expérimenter moi-même et je me suis lancée dedans sans trop d'appréhension. Je savais que j'avais des réserves et que je n'allais pas mourir de faim. J'ai bien vécu la purge à l'huile de ricin même si c'était difficile à avaler et pas de problème pour le lavement car je le pratiquais déjà avant. Sur les 7 jours de jeûne, j'ai ressenti peu de sensation de faim, de la fatigue et un peu d'énervement. À la fin, je me sentais mieux qu'au début et je sentais que j'aurais pu continuer quelques jours sans problème. En revanche, la reprise alimentaire a été douloureuse à cause de mauvais choix alimentaires (café, chocolat, alcool et épices), résultat : aigreur d'estomac et crise hémorroïdaire. J'ai été convaincue des bienfaits du jeûne et j'ai même refait un jeûne au printemps 2017, pendant lequel j'ai eu plus de sensation de faim, et une impression de ne pas pouvoir respirer à fond. Et encore une fois j'ai raté la reprise car je ne m'étais pas assez hydratée pendant le jeûne, résultat : coliques néphrétiques.

Je pense maintenant avoir assez de connaissance sur le jeûne pour réussir totalement mon prochain jeûne que j'attends pour pouvoir refaire un break alimentaire et nettoyer mon système. »

### VÉRONIQUE H

« J'ai fait un premier jeûne d'une semaine dans un centre de naturopathie en 2008.

J'y ai intégré un groupe de personnes de divers horizons socioprofessionnels avec lesquelles j'ai beaucoup échangé, ri et noué des relations amicales durables.

Au début, j'appréhendais un peu cette cure et doutais de mes capacités à mener à terme cette semaine sans manger.

Mais ce fut pour moi une expérience extraordinaire.

J'ai pu notamment constater au cours de ces quelques jours la disparition de petites plaies que je traînais depuis plusieurs semaines (dans le pli d'un orteil ou à la commissure des lèvres).

L'absence d'alimentation n'a pas été aussi pénible que je l'imaginais.

En fait, je me souviens surtout d'une perte de repères dans le temps car tout tourne autour des repas dans la vie de tous les jours (le temps de faire les courses, de préparer les repas, de manger, débarrasser, etc.) et là, je n'avais plus rien à faire que de penser à moi (sauna, promenades, siestes, lecture, jacuzzi, discuter avec les autres, échanger des recettes... regarder des DVD...) : j'ai adoré !

Lors de ce premier jeûne, j'ai fait des rêves d'une clarté surprenante (alors que d'habitude je m'en souviens rarement) qui m'ont servi de base de réflexion pour régler une situation qui me préoccupait beaucoup à l'époque.

Le jeûne m'a nettoyée autant physiquement que mentalement et j'en ai gardé les bienfaits pendant longtemps.

Depuis je suis plus à l'écoute de mon corps et c'est avec plaisir que je m'offre tous les ans une cure de jeûne, accompagnée quand c'est possible du même groupe initial (seule, je n'y arrive pas, j'ai besoin d'être accompagnée).

À la fin de ce premier séjour, j'avais perdu cinq kilos et gagné un ventre plat dont j'étais très fière !

La rupture du jeûne est également un excellent souvenir : une explosion de saveurs délicieuses à travers des jus de légumes : un moment convivial, très gai et savoureux. »

### DOMINIQUE H

Professeur d'éducation musicale mais, surtout, chanteuse de formation lyrique, c'est le chant qui m'a tout naturellement amenée à la naturopathie et à expérimenter les bienfaits du jeûne. J'ai jeûné pendant une semaine en été et cela quatre années consécutives ; un jeûne hydrique dans le lieu de mes stages de chant, un endroit calme entouré d'une nature accueillante et généreuse. Ces quatre expériences ont été très différentes.

La première était une découverte totale. J'ai été surprise par ces plages de temps immenses rien que pour moi, de l'absence de sensation de faim, du bonheur de ce re-

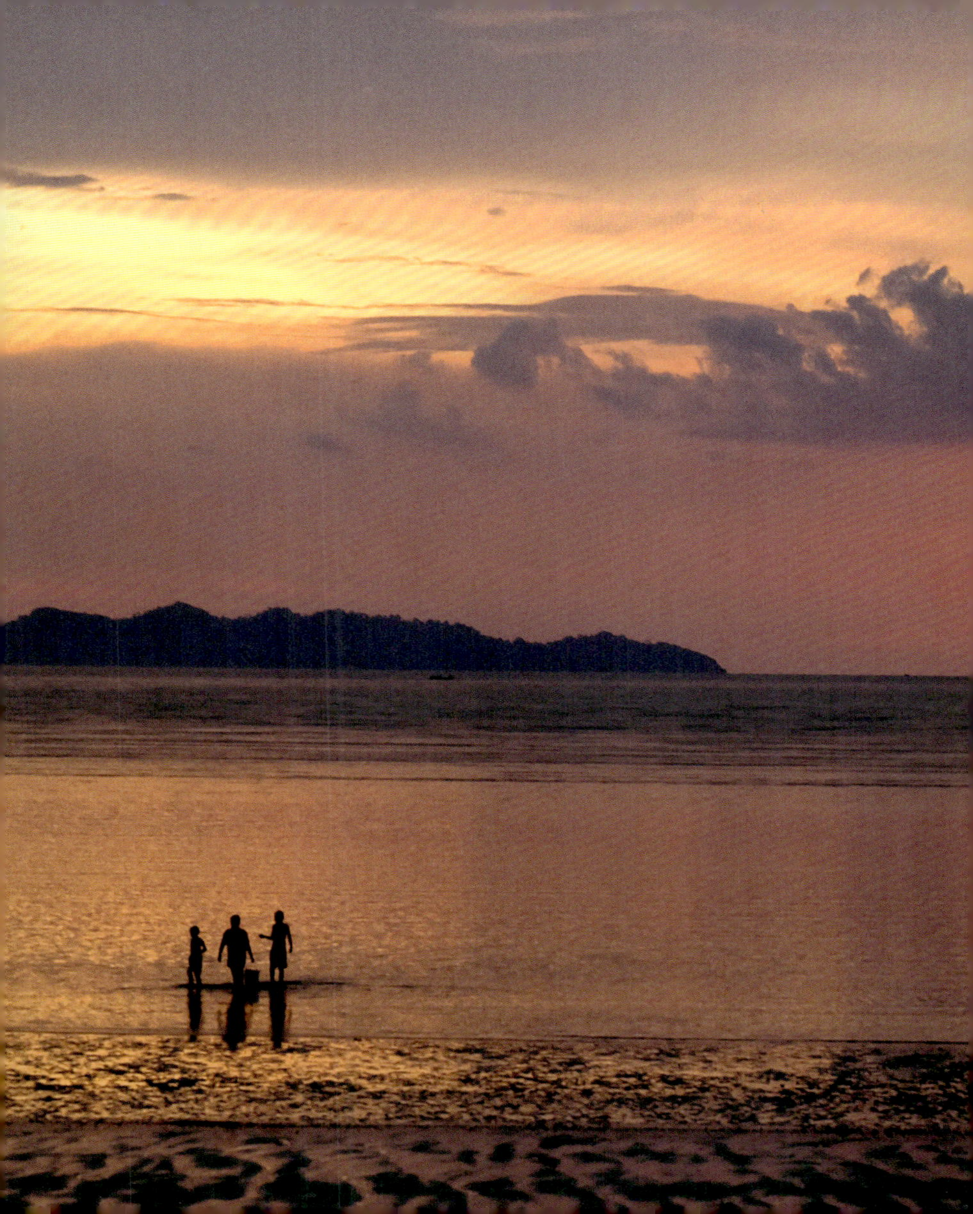

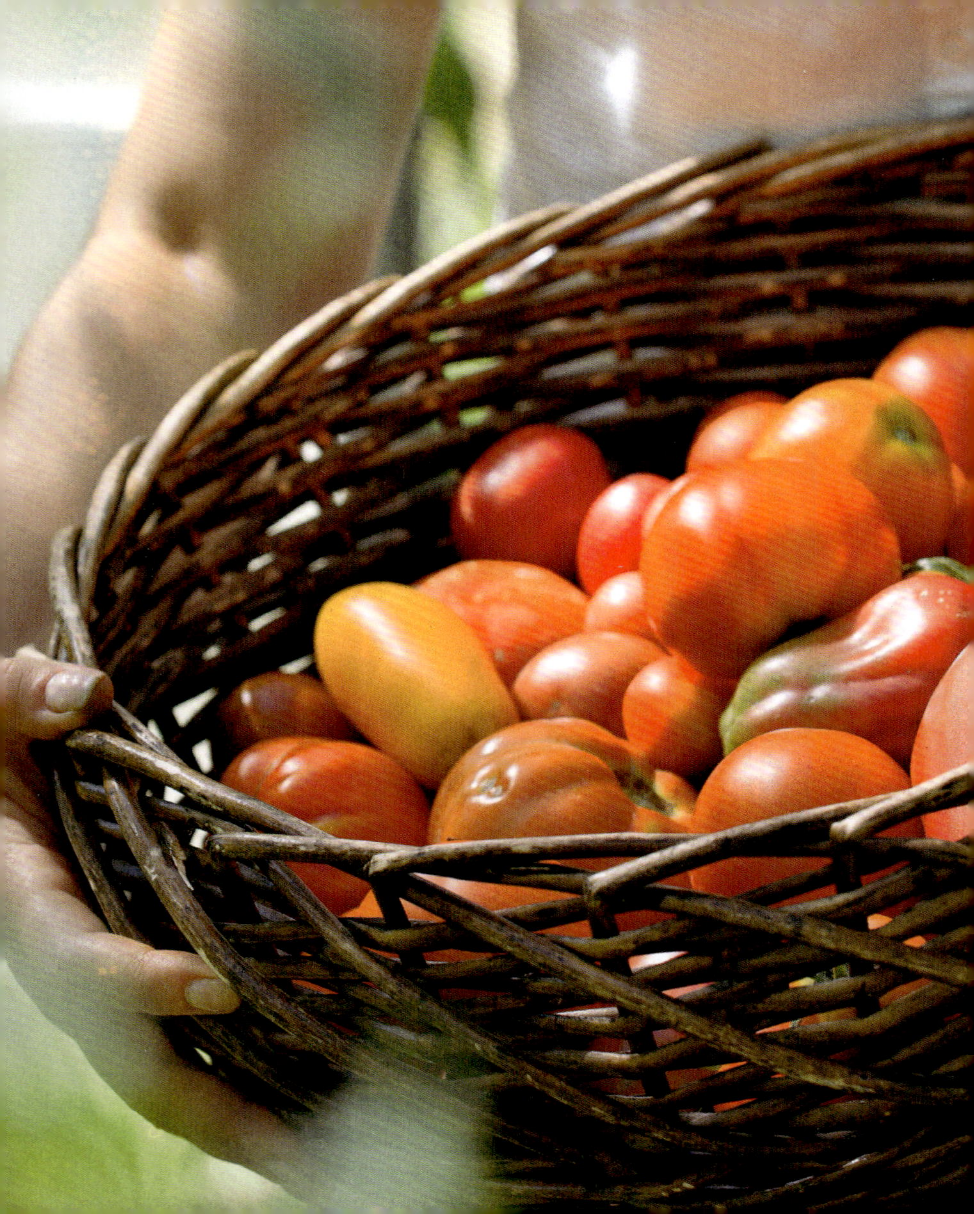

pos total, de cette insouciance retrouvée... J'ai subi par contre des malaises divers : nausées, vertiges, maux de dos, insomnie, etc. J'ai résisté et observé patiemment mon corps pendant ces crises curatives. Nous étions plusieurs, heureusement ! Les bénéfices de cette épreuve ont été immédiats : le jus de légumes du matin de la rupture du jeûne a été un moment exceptionnel. C'était une sensation intense et délicieuse de bien-être intérieur qui progressait au fur et à mesure du trajet que suivait ce breuvage bienfaisant...

Pendant la période de reprise alimentaire progressive, je sentais avec bonheur le parcours des aliments et leurs effets. Après ce repos digestif total, le système en grande forme réagissait avec dynamisme et, habituée au repos, je ressentais d'autant plus cette remise en route. Je mangeais ainsi tout naturellement en pleine conscience et en prenant le temps de déguster chaque bouchée.

Le jeûne avait également et tout naturellement amené à une reprogrammation du mental et du psychique. Après tout ce temps rien que pour moi, pour examiner et trier mes pensées, mes modes de fonctionnement, je réorganisais mes journées en pleine conscience et dans le respect de mes limites.

Je retiens de tout cela un sentiment de grande plénitude, de légèreté physique, par la perte de poids, et mentale, par l'abandon de pensées et de réflexes parasites. Ces moments extraordinaires ont amorcé de grands changements dans ma manière de vivre. Tous ces bienfaits profondément ressentis m'ont amenée à renouveler la même expérience les années suivantes.

Ma première expérience faite, je peux dire que j'ai subi les jeûnes suivants comme une épreuve que je m'infligeais avec l'objectif de me purifier physiquement et poursuivre mon nettoyage mental et psychique. Mon hygiène de vie de l'époque était assez bonne. Une monodiète aurait très certainement suffi... Ainsi, les jeûnes ont été de plus en plus difficiles physiquement et moralement. Les bénéfices attendus ont été récoltés mais ils ont mis de plus en plus de temps à se faire sentir. Je forçais les limites de mon corps. C'était trop violent.

Il est indéniable que ma vie a totalement changé depuis que j'ai entamé une réforme alimentaire et opté pour une hygiène de vie saine et équilibrée. Chaque jeûne a remarquablement ouvert ma conscience et impulsé à chaque fois un nouvel élan dans ma progression. Pressée d'obtenir ces nouveaux résultats, je m'étais donc infligé des jeûnes drastiques, ce qui est un stress énorme si le corps physique n'en a pas réellement besoin.

Je retiens de ces expériences que le jeûne est extraordinaire pour le corps qui le réclame mais que les diètes ou monodiètes ponctuées ou non de journées jeûnées peuvent amener au même résultat de manière plus douce et progressive. Il faut simplement plus de temps mais avec l'avantage de ne violenter ni son corps ni son esprit.

J'ai bien intégré combien il était important de préserver son équilibre dans tout choix de cure. Cela passe par l'écoute, par la reconnaissance et l'acceptation de soi avec humilité, par le respect de son rythme biologique, par la bienveillance et la confiance. »

# SOMMAIRE

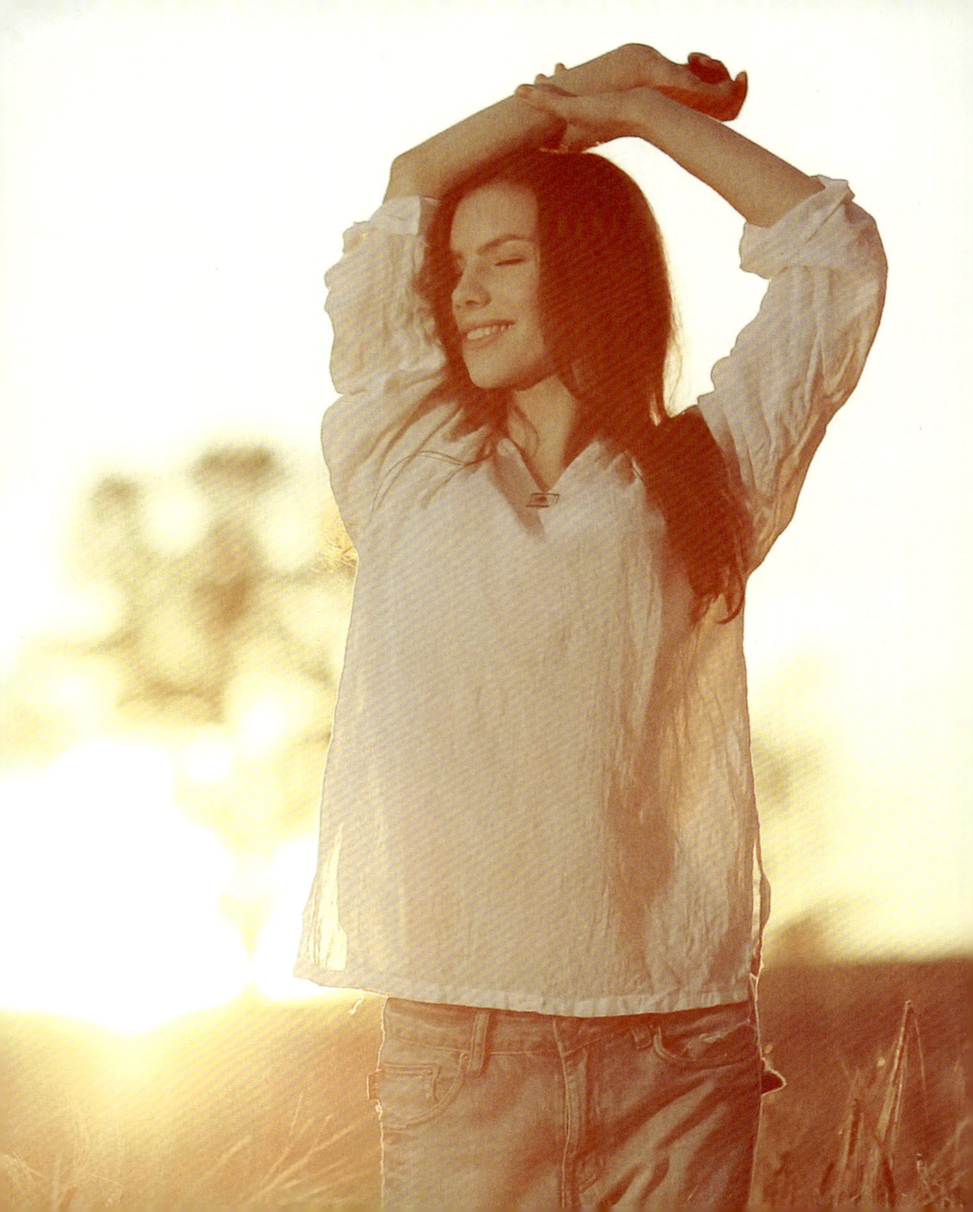

# Préface

La naturopathie, médecine la plus vitaliste entre toutes, n'intervient jamais sur la maladie, seul le malade concentre l'intérêt du naturopathe. Son approche multifocale porte sur la morphologie, la physiopathologie, l'énergie disponible, le comportement mental, le désir et les motivations du sujet.

Une fois ce bilan établi, le naturopathe propose, à partir d'un choix délibéré et dans un juste dosage des techniques naturelles, la cure qui soutiendra les fonctions guérisseuses jusqu'au retour à la santé.

Ainsi, le naturopathe devient durant ce temps un accompagnateur, un observateur et un conseiller permanent, dans le respect de cette aptitude naturelle à nous auto-guérir. C'est en effet cette faculté d'auto-guérison qui répare et harmonise les fonctions pour restaurer la santé.

Parmi les techniques proposées, le jeûne est la démonstration magistrale du non-interventionnisme. Cependant, cette proposition guérisseuse ou préventive, la plus simple en soi, se révèle la plus complexe dans son application et, aussi extraordinaire que soient ses résultats le jeûne est rarement mis en œuvre pour des raisons qui sont inhérentes à l'individu.
L'évocation du mot jeûne suscite la plupart du temps le doute, l'inquiétude, le non-sens – surtout si l'on évoque la guérison – mais aussi l'envie de se jeter un défi : d'autres l'ont fait, pourquoi pas moi ?
Le mérite de l'auteure est de donner les clés, pour savoir si l'on possède la capacité de jeûner, mais aussi, comment l'acquérir si elle fait défaut.

Le jeûne n'a pas de pouvoir guérisseur en lui-même comme un médicament peut le détenir. Il est facile de comprendre et de démontrer l'effet chimique, voire biochimique, d'une molécule sur les réactions physiologiques, puis de constater les modifications.

Mais comment démontrer l'efficacité bienfaisante de la privation totale d'aliments ? Comment, avec rien, peut-on obtenir des effets bénéfiques sur notre santé ?

Pour les naturopathes, la vraie guérison ne s'obtient pas par la prescription adéquate de médicaments, même si ceux-ci ont un effet réel sur la symptomatologie de la maladie, mais par la capacité inhérente à chaque être vivant, qu'il soit végétal, animal ou humain, de s'auto-réparer et de normaliser ses fonctions dans le cas de lésions ou de perturbations physiologiques. Cette aptitude, partie intégrante de notre physiologie, nous est attribuée dès notre conception, nous accompagne et nous protège toute notre vie. Elle n'est pas une fonction à proprement parler, comme le système immunitaire ou le système nerveux, mais agit en inversant le métabolisme général.

Schématiquement, notre organisme se nourrit d'éléments extérieurs – aliments, air, lumière – pour produire une énergie que nous utilisons pour nous déplacer, agir, penser. C'est l'anabolisme, avec son cycle bien connu : prise de matière, production d'énergie, actions.
Supprimer la source nutritive oblige l'organisme à fonctionner, non plus dans le mode productif, mais dans l'intérêt primordial de lui-même.

Le catabolisme, le contraire de l'anabolisme, intervient pour éliminer toutes molécules inutiles, condition indispensable afin que l'organisme puisse se réparer, croître, s'adapter et se renforcer. Cette « fonction » est la clé de notre santé.
Comment pouvons-nous l'ignorer, alors qu'elle joue son rôle pendant plus du tiers du temps de notre longévité ? Nous avons des excuses car elle s'exerce durant notre sommeil, en dehors de notre conscience. Mais chacun peut, au réveil, constater la valeur de son œuvre.

Si, le matin, nous ouvrons les yeux avec la sensation d'être léger, optimiste, plein d'énergie avec l'envie d'entreprendre, nous détenons la preuve que le catabolisme a réalisé, sans intervention de notre part, sa fonction.

Inversement, le réveil difficile, le démarrage laborieux, les idées embrouillées, l'absence de motivation, un certain pessimisme témoignent de l'insuffisance du processus. Dès lors, deux solutions se présentent. Soit on se recouche, pour accorder un temps supplémentaire à l'organisme, afin que l'élimination, la restauration fonctionnelle et la recharge des « batteries » s'effectuent. Soit on décide d'offrir du temps à notre corps, pour rattraper les retards accumulés en laissant cette fonction quasi magique libre d'agir, pour retrouver l'équilibre physiologique, avec ce haut potentiel d'aptitudes que nous nommons la santé. Cette offrande que nous adressons à notre corps, mais également à nous-mêmes s'appelle le jeûne.

La première solution, rarement utilisée, excepté parfois en fin de semaine ou durant les périodes de vacances est difficilement réalisable compte tenu de nos habitudes et de nos obligations sociales.
La seconde, exceptionnellement pratiquée, semble une gageure, tant l'idée de ne pas manger apparaît comme une défiance suicidaire.

Combattons nos préjugés et faisons confiance à nos forces vitales puisque la nature a prévu une telle situation.
Si, depuis ses origines, le monde animal a survécu c'est grâce à ce mécanisme – programmé dans notre cerveau végétatif – qui lui a permis de résister, durant des périodes plus ou moins longues à la privation de nourriture. Je ne compare pas le jeûne à une disette, où le manque involontaire et progressif de vivres carence et affaiblit les organismes, ne permettant plus d'avoir recours à cette faculté de survie, laissant comme seule issue finale la mort.

Non, j'évoque ici la restriction nutritive partielle ou totale qui, adaptée aux conditions vitales d'un individu, déclenche le processus de l'autolyse. Ce mot traduit le complément indispensable à la fonction catalytique dans la restauration de la santé.
En effet, comment l'assainissement et la restauration de nos cellules qui mobilisent l'ensemble des fonctions physiologiques – exceptées celles du cortex et des muscles qui sont en phase de repos – pourraient-ils s'effectuer sans apport d'énergie extérieure ? Uniquement parce que le corps prélève sélectivement, selon un processus préprogrammé par notre cerveau archaïque, l'énergie nécessaire à partir de ses propres cellules. Ce sacrifice cellulaire n'est pas aléatoire, il répond à une intelligence naturelle qui autolyse en priorité les cellules qui n'ont pas de fonctions vitales, comme les adipocytes, sortes de garde-manger cellulaire.

En parallèle, les métabolites en circulation ou déposés dans les tissus sont dirigés vers les émonctoires pour y être éliminés. Les cellules déficientes, vieillissantes ou malades, reconnues comme telles par l'organisme, subissent l'apoptose, phénomène particulier de la destruction cellulaire.
C'est ce qui donne cette impression de renouveau ou de nouvelle jeunesse, dès lors qu'un jeûne a été bien conduit pour permettre d'atteindre ses effets optima.
C'est lorsque l'on a bien compris et assimilé ces processus vitaux que l'on peut choisir de jeûner.

Les naturopathes détiennent ces connaissances et sont capables de sélectionner la restriction alimentaire en regard de la situation physiologique ou physiopathologique de chacun. L'accompagnement est presque toujours nécessaire et si le processus de l'autolyse est le même pour tous, les réactions, dans le temps et en intensité, sont spécifiques à chaque jeûneur. L'expérience en ce domaine demeure la meilleure assurance, c'est pourquoi l'auteure ajoute à son propre témoignage, le vécu de nombreux et célèbres précurseurs, auxquels j'ajouterai quelques praticiens américains du début du XX$^{e}$ siècle, Dr E. Dewey, A. Erhet, Dr G. Guelpa, B. Jensen, mais aussi des Français de la deuxième moitié de ce XX$^{e}$ siècle qui ont ouvert la voie aux accompagnateurs de jeûne actuels comme A. Mosseri, Dr Y. Vivini, D. Mérien, avec qui j'ai eu la chance de partager des connaissances.
Pour toutes ces raisons énoncées, je dis que le jeûne est peut-être la prière la plus salvatrice adressée à notre corps et à la création.

**Alain Rousseaux**[1]

# “Le jeûne purifie (Hippocrate)

La découverte du jeûne fut pour moi une révélation : le dépassement de moi-même, ne pas manger sans en souffrir, être capable de me discipliner, découvrir les réactions de mon corps et puiser au plus profond de mes réserves mais aussi de ma conscience, comprendre mes limites physiologiques et psychologiques en toute conscience.

Je me suis sentie si bien, qu'après mon premier jeûne de 8 jours, j'ai décidé de poursuivre cette démarche et d'y recourir chaque fois que mon corps donnerait des signes de fatigue digestive ou psychologique (besoin de désénervation – voir p. 124 – comme le décrit Pierre Valentin Marchesseau[2]) ou de stimulation d'auto-guérison.

Depuis 6 ans, je jeûne 8 jours dans l'année que j'entrecoupe d'un jeûne d'une journée ou deux par mois. Je fais des monodiètes de fruits ou de jus de légumes au printemps et à la fin de l'été.

Toute l'année, je suis bien dans mon corps qui conserve sa sveltesse, sa souplesse et son énergie. Je suis bien dans ma tête qui se vide et se purifie au même rythme que mon corps.

Adepte du jeûne, je le conseille dès que je constate que mes clients en sont capables. Je supervise des jeûnes dans notre ferme provençale au cœur de la Montagnette où mon mari cultive l'olivier en agriculture biologique et élève des essaims d'abeilles in situ pour un miel de thym, romarin, lavande et fleurs de la garrigue.

# le corps »

Ainsi, en accord avec mes principes naturopathiques et ma propre analyse de la cure de désintoxication que je vais développer ci-dessous, je propose repos et immersion dans une nature protégée :

- marche dans la garrigue pour ceux qui le souhaitent,
- bain de siège,
- tisanes de plantes sauvages de la Montagnette ou produites sur l'exploitation.

La reprise alimentaire se fait avec nos fruits et légumes, les œufs de nos oies et poules entièrement « bio ».

Un lieu de paix pour se ressourcer et se nettoyer.

Telle est ma vision d'une cure de désintoxication physique et psychologique.

Ce livre est dédié à toutes les personnes qui souhaitent changer de vie sans savoir encore quel chemin prendre. Celles qui ont conscience que quelque chose doit changer, celles qui se sentent responsables de leur santé et désirent sincèrement s'impliquer dans leur choix quotidien afin de préserver leur santé ou la retrouver.

Elles seront réconfortées de découvrir que notre corps et nos organes ont une vitalité fantastique qu'il faut simplement soutenir. Après la lecture de ce livre, elles pourront comprendre pourquoi et comment utiliser cette technique diététique qu'elles mettront en œuvre dans un premier temps accompagnées d'un naturopathe puis ensuite d'année en année chez elles ou dans des centres qui leur permettront de se libérer l'esprit en même temps que leur corps se nettoiera.

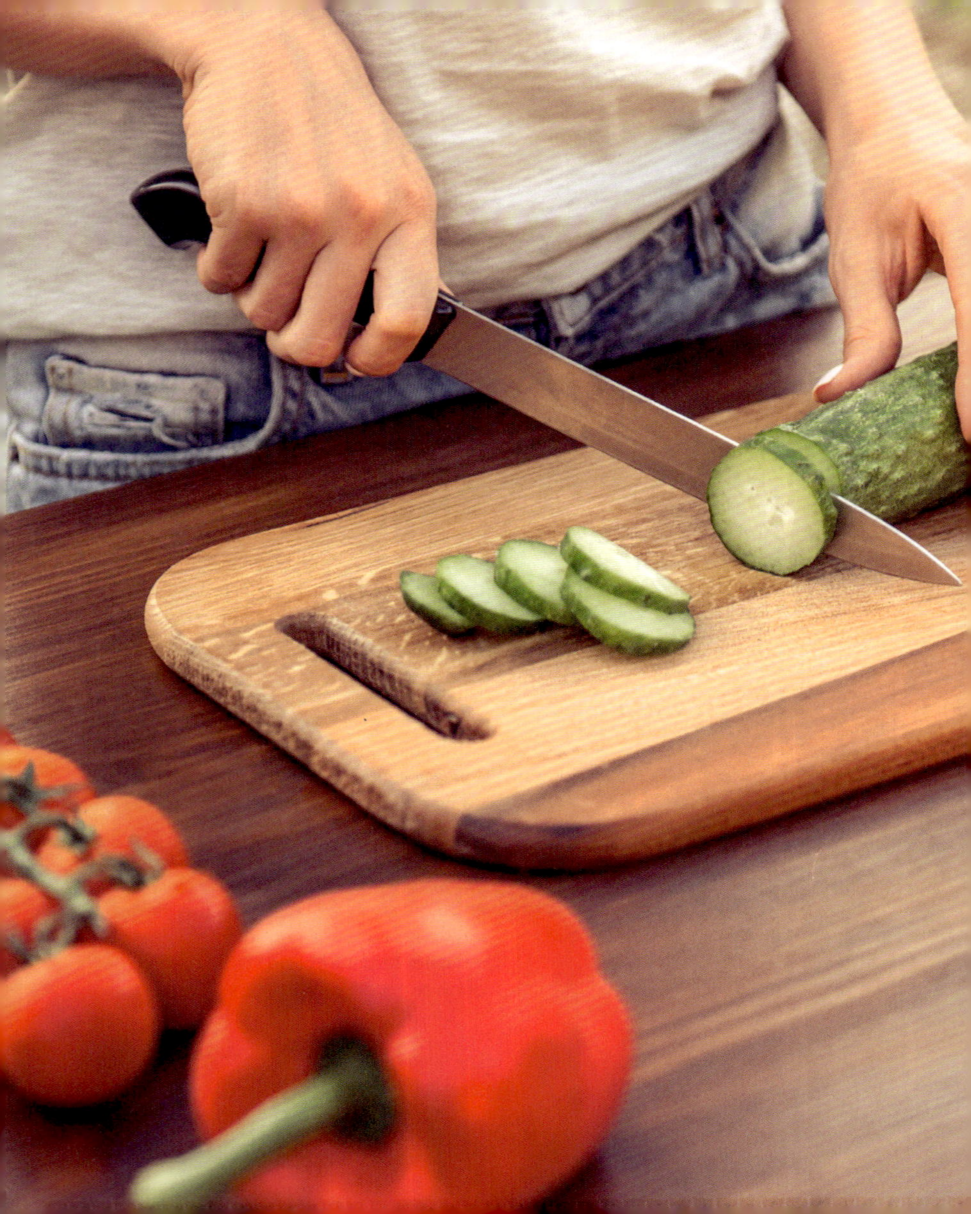

# Définition et position de la naturopathie

Le jeûne fait partie des techniques de l'hygiène vitale, un des principes fondamentaux de la naturopathie. Comme son nom l'indique, l'hygiène vitale est un art de vivre de manière saine et simple, basée sur une philosophie de vie qui permet de garder sa vitalité ou énergie vitale. Cette philosophie est basée sur une vie simple, à l'écoute de la nature, en symbiose avec elle et à l'écoute de son corps par l'intuition, la clairvoyance, et le ressenti intérieur de ses organes et de son psychisme. Manger des produits frais chargés de vitalité[3], de saison et locaux, ne pas céder aux modes alimentaires de pays lointains que notre corps ne pourra pas assimiler car il n'est pas équipé des moyens de digestion et d'assimilation. Éviter les aliments sophistiqués et vidés de leurs substances nutritionnelles par des raffinages inutiles. Retrouver le plaisir de préparer les repas, de cuisiner, de partager. Savoir s'éloigner de l'agitation multimédiatique, se reposer et méditer afin de ressentir au cœur de soi ce qui s'y passe.

Savoir vivre ses émotions, sans rejet pour les comprendre et les apprivoiser.

La naturopathie appartient à cette philosophie de vie.

En effet, les règles de la naturopathie permettent de préserver, d'optimiser, de retrouver et de maintenir une bonne santé en se prenant en charge soi-même.

Notre corps a la capacité de s'auto-guérir. Il a besoin pour cela de l'énergie vitale. En naturopathie, on considère que la maladie a pour origine un encrassement de l'organisme. C'est-à-dire une surcharge de déchets métaboliques résultant de l'activité cellulaire et résidus alimentaires non éliminés. Cette matière non éliminée est de la matière morte qui surcharge l'organisme et diminue son énergie vitale (Alain Rousseaux[4]).

Selon le Docteur Bertholet[5], médecin suisse qui prônait le jeûne comme moyen thérapeutique, « la maladie est le produit de nos fautes contre l'hygiène, elle consiste en une échéance inéluctable que la nature nous réclame en paiement de nos trop multiples transgressions des lois de l'hygiène alimentaire, physique, psychique ou morale. »

Bien que cette phrase de Bertholet soit moralisatrice et relève d'une vision rédemptrice du XIXe siècle – aujourd'hui les naturopathes sont des éveilleurs de conscience empreints d'humanisme –, les effets d'un encrassement du corps dû à une mauvaise hygiène de vie sont évidents et les naturopathes hygiénistes (l'hygiénisme est basé sur l'hygiène de vie) le savent.

## 1 LES TECHNIQUES EMPLOYÉES PAR LA NATUROPATHIE

Les grands principes de la naturopathie pour se maintenir en bonne santé reposent sur plusieurs principes :

- Savoir se nourrir
- Savoir se recharger
- Savoir éliminer
- Savoir se reposer
- Savoir maintenir un équilibre entre le mental et le physique

Pour cela, 10 techniques sont utilisées :

- L'alimentation et la diététique
- La psychologie : gestion du stress et des émotions
- Les exercices physiques
- L'hydrologie : utilisation de l'eau locale et générale, interne ou externe
- Les techniques manuelles : massages non médicaux
- Les techniques respiratoires : yoga, qi gong, bol d'air Jacquier
- La phytothérapie et l'aromathérapie : plantes et huiles essentielles
- La réflexologie
- Les techniques énergétiques : magnétisme
- Les techniques vibratoires : rayonnement solaire, couleurs, élixirs floraux

Parmi toutes ces techniques, nous étudierons particulièrement la diététique.

Il ne faut pas la confondre avec la nutrition qui consiste à savoir se nourrir par une alimentation vivante et biologique. Cette dernière va apporter les nutriments (vitamines, oligoéléments, minéraux, protéines, etc.) pour remplacer la matière usée et maintenir la vie. Ainsi, le corps remplira au mieux l'ensemble de ses fonctions en s'encrassant le moins possible.

Ainsi, la nutrition = faire de la santé (agir pour une bonne santé).

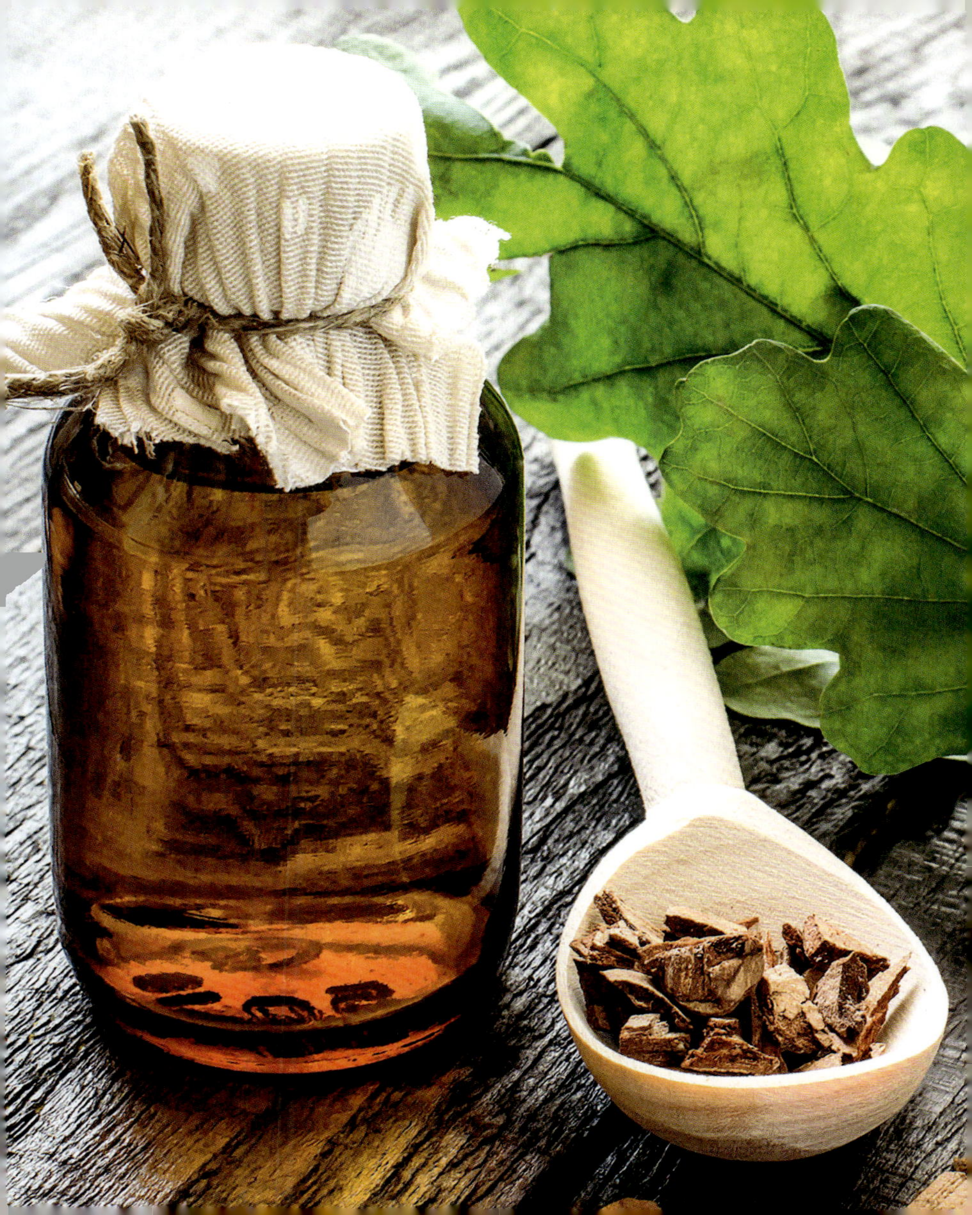

De son côté, la diététique consiste à réduire l'alimentation en dessous du seuil des besoins nutritifs quotidiens afin de mettre l'organisme en carence alimentaire. L'organisme est alors obligé de « vivre sur lui-même » en puisant dans ses réserves selon le processus de l'autolyse (voir p. 43). La restriction alimentaire est un facteur primordial pour retrouver la santé. Car une mauvaise alimentation entraîne toujours des troubles morbides. Dès lors une réforme alimentaire s'impose.

Ainsi, la diététique = retrouver la santé.

Pour le naturopathe, réduire considérablement son alimentation permet au sujet de guérir s'il a suffisamment de vitalité. Les maladies ou états pathologiques guérissables par le jeûne seront étudiés plus loin. Pour faire un travail efficace, il faut vraiment réduire l'alimentation. C'est le rôle des différentes restrictions alimentaires[6].

Ces techniques sont toujours pratiquées dans le cadre de cures.

## 2 LES CURES NATUROPATHIQUES

1- La cure de désintoxication a pour but de :
- Supprimer les surcharges
- Ouvrir les émonctoires
- Libérer les énergies : relaxer, réajuster, stimuler, recharger, déparasiter, positiver

2- La cure de revitalisation cherche à relancer l'énergie.

3- La cure de stabilisation est utilisée pour maintenir l'état de santé à un bon niveau permanent.

4- La cure de régénération vise à :
- Améliorer le fonctionnement des organes et des cellules
- Compenser les déficiences héréditaires
- Stimuler le capital vital

C'est dans le cadre d'une cure de désintoxication que la pratique de la restriction alimentaire dont le jeûne fait partie est préconisée.

### Émonctoire

Organe, dont la fonction permet à l'organisme d'éliminer ses déchets, ses sécrétions surabondantes ou nuisibles. Les émonctoires sont le foie, les intestins, la peau, les poumons et les reins.

# La restriction alimentaire

Par une alimentation hypotoxique (régime hypotoxique pour réduire les inflammations, voir définition p. 125) et restrictive, nous allons supprimer les surcharges.
En réduisant l'alimentation, on réduit l'activité digestive et on libère de l'énergie pour le reste du corps.

Il existe 3 procédés pour réduire l'alimentation :

### 1 LE RÉGIME RESTRICTIF (QUALITATIF ET/OU QUANTITATIF)

• La quantité quotidienne des aliments est réduite.
• Certains aliments sont supprimés pour alléger la digestion et favoriser le processus d'élimination.

### 2 LA MONODIÈTE

Un seul aliment est consommé pendant au moins 24 heures.
Le principe est de mettre son système digestif au repos. Les monodiètes peuvent être plus ou moins désintoxiquantes selon la nature de l'aliment choisi et leur durée. Moins l'aliment est nutritif et faiblement producteur de déchets, plus il sera désintoxiquant. La quantité d'aliment n'est pas restreinte, sans toutefois exagérer.

En ne consommant qu'un seul type d'aliment, fruit ou légumes, ou encore riz ou pomme de terre, le système digestif va effectivement se reposer. N'ayant pas à faire appel à tous les sucs gastriques, il consommera moins d'énergie à la digestion. Les fruits sont privilégiés car ils sont riches en enzymes, vitamines et oligoéléments. Il est possible de manger différents fruits dans une même journée, ce qui est formidable au printemps ou l'été, c'est un vrai régal. Les fruits génèrent peu de déchets et leurs fibres nettoient le tube digestif. Ils contiennent des acides qui sont de puissants désintoxiquants.

### 3 LE JEÛNE

Il implique la suppression de tout aliment pendant une durée limitée.
Le jeûne est la restriction alimentaire la plus connue. Elle est totale.

# Le jeûne : une nécessité physiologique

Le jeûne devrait être au cœur des stratégies de prévention.

## LA DÉFINITION DU JEÛNE

Le jeûne en naturopathie permet d'améliorer l'état de santé et l'état général par l'auto-guérison, si la personne a assez d'énergie vitale.

Si le jeûne a pour objet de guérir une maladie chronique précise, et si le malade a la capacité de s'auto-guérir grâce à son énergie vitale, il ne relèvera pas de l'allopathie. En revanche, dans le cas contraire, naturopathie et allopathie collaboreront pour améliorer l'état général et retrouver le processus d'auto-guérison. Le jeûne thérapeutique sera le plus souvent effectué en clinique et suivi par le corps médical.

Nous l'évoquerons cependant, compte tenu de ses effets spectaculaires dans certains cas (voir p. 65).

Le jeûne, qu'il soit hygiénique ou naturopathique, consiste en la suppression totale d'aliment.

On distingue 2 types de jeûne :

- Le jeûne, comportant une suppression totale d'aliment mais dans lequel la boisson (eau ou tisane) est nécessaire, est appelé « jeûne hydrique ».
- Le jeûne comportant une suppression totale d'aliment et de boisson est appelé « jeûne sec ».

Ces deux types de jeûne « nettoient » des déchets différents et ne sont pas utilisés dans les mêmes circonstances. Il est donc nécessaire de rechercher la cause des maux ou le type de déchets que l'on a besoin d'évacuer avant de faire son choix.

### Le jeûne hydrique

Il consiste à éliminer tout aliment pour ne consommer que de l'eau (1 à 2 litres par 24 h), voire des tisanes qui vont améliorer l'élimination telles que les tisanes diu-

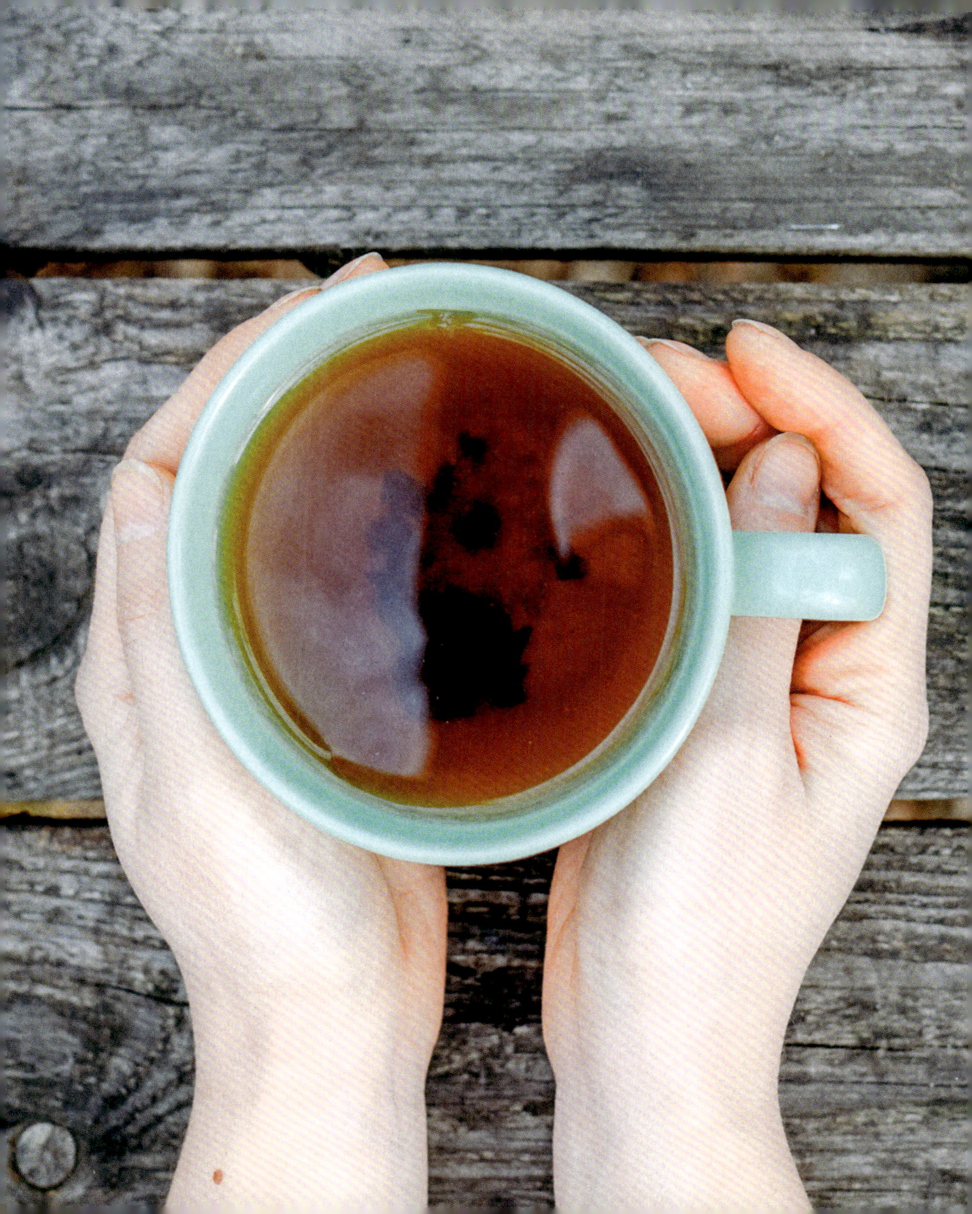

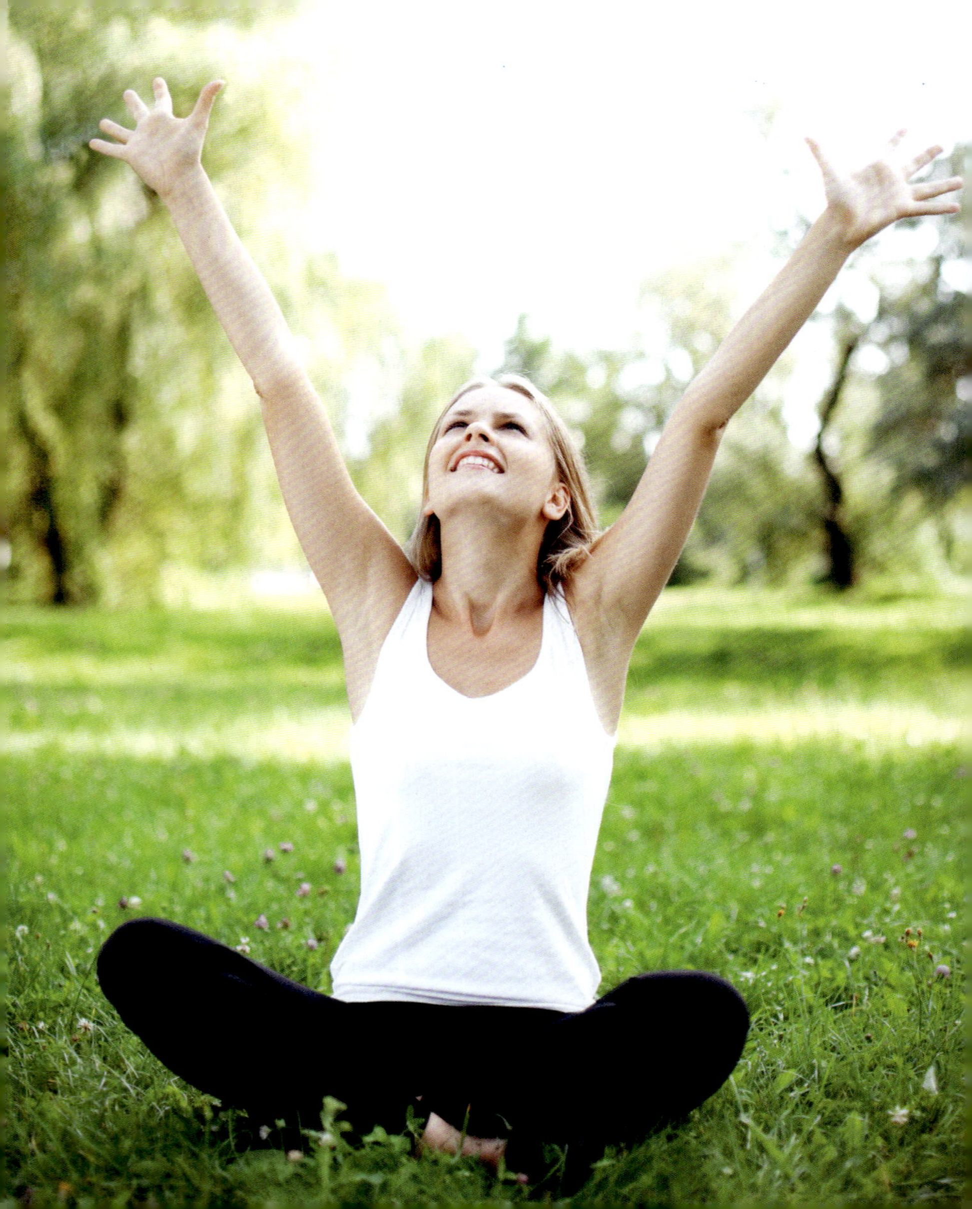

rétiques (pissenlit, queue de cerise, etc.). Il est indiqué dans toutes les maladies à cristaux (rhumatisme, arthrose, arthrite...). Il permet en effet une bonne élimination circulatoire car il entraîne les déchets solubles vers les reins, épurant le sang des sels et autres résidus cristalloïdes.

### Le jeûne sec

Il consiste à ne rien absorber du tout. Il se pratique en général sur des périodes de 1 jour à 8 jours (en fonction du tempérament – voir p. 37 –, des capacités et de l'hygiène de vie du sujet).

Il est indiqué dans les cas de maladies qui « coulent » (pus = infection) et qui, en général, ne sont pas douloureuses (ex : sinusites, bronchites, pertes vaginales, eczéma suintant...).

Il permet de drainer la lymphe, porteuse de colles, et d'ouvrir les émonctoires spécialisés (reins, foie, vésicule, intestin, peau) pour éliminer les surcharges pulmonaires, ORL, vaginale, cutanée, tout en dérivant les surcharges amassées sur les émonctoires à colles, que sont les muqueuses des poumons, de la gorge, de la face et du vagin[7].

H. Carrington[8] a bien résumé la chose en ces termes : « Le jeûne est une méthode scientifique pour débarrasser le système des tissus malades et des matières pathologiques, et il s'accompagne invariablement de résultats bienfaisants.

L'inanition prive les tissus de la nourriture qui leur est nécessaire, et entraîne invariablement des conséquences désastreuses. Tout le secret réside en ces mots : le jeûne commence avec l'omission du premier repas et finit avec le retour de la faim naturelle, tandis que l'inanition commence seulement avec le retour de la faim naturelle et se termine par la mort. Où l'un finit, l'autre commence. Alors que ce dernier processus consomme les tissus sains, amaigrit le corps et épuise la vitalité, le premier processus expulse seulement les matières corrompues et les tissus adipeux inutiles, augmentant ainsi l'énergie, et rendant définitivement à l'organisme cette harmonie que nous appelons la santé. »

Ainsi selon Carrington, un jeûne poursuivi trop longtemps après que la faim naturelle soit revenue peut entraîner l'inanition.

## B LES CONDITIONS POUR RENTRER EN JEÛNE

### 1 Les conditions préalables

#### La première des conditions est l'énergie vitale

En effet, sans énergie vitale (voir définition p. 124), non seulement le travail d'élimination sera réduit ou impossible mais encore le sujet va s'épuiser. Sans vitalité, il ne sert à rien de supprimer tous les aliments puisque le sujet ne pourra pas éliminer ses surcharges et mettre en œuvre le processus de l'auto-guérison.

Car le processus éliminatoire est un grand consommateur d'énergie.

Ainsi, débuter un jeûne en étant épuisé et stressé n'est pas envisageable.

De mon expérience, je sais que rentrer en jeûne sans un repos préalable entre l'arrêt des activités et le jeûne est dangereux.

Pour mon premier jeûne, bien qu'ayant préparé minutieusement la suppression

## BROSSAGE À SEC

Certains déchets (colloïdaux et cristaloïdaux – voir p. 124) sont naturellement éliminés par les glandes sudoripares ou sébacées et le brossage à sec permet d'accroître l'intensité de ce phénomène. Il s'agit d'une technique efficace qui permet d'éliminer bien plus de toxines et selon Bernhard Jensen :

« Il s'agit ni plus ni moins du meilleur de tous les bains car le brossage à sec de la peau enlève la vieille couche de peau et permet l'apparition de la nouvelle peau qui se cache sous l'ancienne. »

En brossant la peau à sec, on stimule le système lymphatique qui aboutit à une meilleure circulation de la lymphe (il s'agit de drainer la lymphe stagnante afin de l'acheminer vers les ganglions lymphatiques). Le système immunitaire s'en trouve renforcé.

Le brossage à sec doit s'effectuer sur une peau sèche une fois par jour et pendant une durée de cinq à dix minutes.

Descriptif de la méthode

Procurez-vous une brosse en poils naturels (agave, soie) ou une éponge végétale (lofa) - une brosse à cheveux peut faire l'affaire – qui ne soit pas trop rigide. Avec un manche, elle sera plus pratique pour brosser les zones difficilement accessibles comme le dos.

Brossez-vous par des petits cercles en partant des pieds vers la tête. Commencez par brosser vos pieds, des ongles vers la cheville puis la plante du pied des orteils vers le talon. Remontez le long des tibias vers le genou puis de celui-ci vers les quadriceps pour la face avant des jambes et puis la partie arrière de la jambe en partant de la cheville vers le creux poplité puis vers les fesses. Pour le dos, partez des cervicales et dirigez le brossage vers les fesses (vous aurez besoin d'une aide, sinon brossez ce qui est accessible par vous-même). Pour le buste, partez du cou et dirigez le brossage vers les bras en passant par les clavicules. Puis, positionnez la brosse au niveau du nombril et partez vers le haut du buste d'un côté et vers le bas du buste de l'autre.

Il est tout à fait normal de ressentir une sensation d'échauffement qui aboutit à un rougissement de la peau. Attention de ne pas brosser trop énergiquement les premiers temps afin de ne pas irriter votre peau. Il faudra également éviter les zones sensibles telles que peau plus fragile, blessures, plaies, coups de soleil. Vous pouvez également brosser votre visage délicatement avec des mouvements plus doux.

alimentaire, j'avais été dans l'obligation de travailler beaucoup et dans le stress jusqu'au dernier jour avant d'entrer en jeûne.

Au deuxième jour, après un sauna et une douche froide, n'ayant plus assez d'énergie vitale et le choc thermique ayant été violent, j'ai fait une syncope. J'ai perdu connaissance et, lors de ma chute qui aurait pu être pire, mon visage a heurté le montant en bois d'un hamac, ce qui m'a valu 2 coquards si bien que, lors de mon retour dans la vie active, ma semaine de jeûne a suscité beaucoup de circonspection... Et de moqueries... Je préconise donc de se reposer et d'arriver au jeûne en forme, et en pleine énergie vitale. Sinon il se produira inévitablement des effets secondaires et de ne pouvoir assumer le déroulement normal du jeûne à savoir la crise curative.

**La deuxième condition est que les émonctoires soient capables de supporter la masse de déchets mis en mouvement et à éliminer.**

En effet, nos émonctoires – foie, intestins, poumons, reins et peau – ont la lourde charge de débarrasser notre corps de ses toxines. Ils doivent donc être en état de le faire. Votre naturopathe vous indiquera si vos émonctoires sont assez forts pour cela.

**L'émonctoire le plus résistant est la peau**. Il ne faut pas hésiter à dériver les toxines vers celle-ci par l'usage du sauna, des douches écossaises ou du brossage (voir encadré ci-contre). En un mot, il faut transpirer et faire réagir la peau.

**L'émonctoire pulmonaire** (que sont les poumons par la respiration) est aussi mis à contribution par des respirations profondes. Il est propice d'utiliser les techniques respiratoires du yoga ou le bol d'air Jacquier.

Si le jeûne a lieu en campagne, marcher au grand air sera très profitable et en plus rechargera en énergie.

**L'émonctoire rénal** est sollicité par des tisanes diurétiques comme les queues de cerise, le pissenlit, le tilleul...

**Le foie** est soutenu en consommant des tisanes comme le chardon-marie, le desmodium ou stimulé avec du romarin...

## 2 Qui peut jeûner ?

Selon Alain Rousseaux[11] : « seuls les bien-portants qui ont de la vitalité et suffisamment de matière peuvent jeûner. »

Cela signifie qu'il faut avoir de l'énergie vitale et ne pas être en état de maladie – car dans ce cas l'énergie est dirigée vers l'auto-guérison et non vers le nettoyage –, et qu'il faut avoir assez de matière, c'est-à-dire de toxines et de déchets à éliminer.

• **Les femmes enceintes** :

Il est déconseillé de les faire jeûner même si elles sont en surcharge de toxines (risque sur le fœtus).

Le jeûne doit être effectué avant la procréation et il est même vivement recommandé.

Pourquoi ne doivent-elles pas jeûner ?

La première raison est tout simplement parce que le fœtus peut devenir le réceptacle des toxines éliminées.

Les produits toxiques libérés par le jeûne sont de deux sortes : ceux issus du catabolisme cellulaire (des voies métaboliques secondaires de la production de glucose en l'absence d'apports nutritionnels suffisants) et ceux dus à la mise en circulation (au relargage dans la circulation générale) des toxiques accumulés dans les tissus de la femme enceinte.

Le placenta maternel est là non seulement pour assurer la nutrition du bébé mais aussi comme filtre supposé retenir les produits toxiques. Cependant le placenta reste perméable à de nombreuses substances nuisibles.

## LE BOL D'AIR JACQUIER [9]

Selon le laboratoire Holiste qui le fabrique d'après l'invention de René Jacquier, « lorsque nous respirons, l'oxygène pénètre au fond des alvéoles pulmonaires. Il se lie à l'hémoglobine de façon instable et forme avec elle l'oxyhémoglobine. L'oxyhémoglobine, transportée par le sang dans tout l'organisme, cède son oxygène aux cellules sous une forme assimilable. Elle se ré-oxygène en revenant aux poumons et le cycle recommence. Dans l'air que nous respirons, même en cas de pollution extrême, l'oxygène est constamment disponible et sa concentration est de 21 %. Si nos cellules manquent d'oxygène, c'est bien notre capacité à l'utiliser qui est en cause. René Jacquier avait constaté que, depuis l'Antiquité, les lieux de santé se situaient dans des forêts de pins et de sapins. D'observations en expériences, il trouva dans les essences du pin des Landes (*Pinus pinaster*) la réponse à ses questions. L'essence de résine de pin, riche en alpha- et béta-pinènes, est utilisée en médecine et en cosmétique pour ses effets bénéfiques très connus : antiseptique, antibactérien, antifongique, antiparasitaire... Elle est composée de molécules aromatiques insaturées qui offrent la possibilité d'une liaison chimique supplémentaire. Dans l'atmosphère et dans certaines conditions physiques et météorologiques, elles se chargent fortement en oxygène, ce qui les rend très réactives. C'est à partir de ce phénomène naturel que René Jacquier a imaginé la solution Bol d'air : utiliser l'huile essentielle de résine de pin (térébenthine), pour créer un transporteur d'oxygène. Les pinènes de l'huile essentielle Orésine®, transformés par peroxydation, deviennent des facilitateurs de l'oxygénation cellulaire. D'où le nom de biocatalyseurs que leur donnait René Jacquier. Le mécanisme est triple :

- l'oxygène est mieux distribué aux cellules. En effet, l'hémoglobine « capte » plus volontiers les pinènes oxygénés que l'oxygène seul. À quantité équivalente dans l'air inspiré, elle en transporte davantage vers les cellules.
- l'oxygène est plus facilement libéré dans les tissus : transporté par l'intermédiaire des pinènes, il est moins solidement lié à l'hémoglobine.
- l'oxygène est délivré sous une forme naissante, hautement assimilable par la cellule.

Avec le Bol d'air, l'organisme est simplement et naturellement mieux oxygéné :

- la respiration cellulaire s'effectue sans risque de stress oxydatif lié au déficit ou à l'excès d'oxygène.
- la fonction mitochondriale s'améliore :
  – accroissement de la production d'énergie.
  – renforcement des défenses antiradicalaires.
- la biodisponibilité de l'oxygène est améliorée.

Cette approche n'a rien à voir avec une oxygénation quantitative qui consiste à inhaler plus d'oxygène qu'il n'y en a naturellement dans l'air. Elle est naturelle, sans danger et sans accoutumance. » Concrètement, cela consiste à appuyer le visage sur un masque et durant 10 minutes à inhaler de l'oxygène chargé d'huile essentielle de résine de pin, ce qui est fort agréable, mais peut durant les premières minutes donner une sorte de « tournis ». La technique du bol d'air Jacquier permet ainsi une meilleure oxygénation et du même coup un meilleur fonctionnement des émonctoires, notamment les poumons.

Vous pouvez, en cours de jeûne, en faire usage 10 minutes par jour. Durant l'année, utilisez cette méthode dès que vous sentez vos poumons encombrés et en début d'hiver quand votre système immunitaire donne des signes de faiblesse. Vous ne trouverez pas ce bol d'air Jacquier dans tous les centres, mais à Paris le Centre tout naturellement[10] en est pourvu.

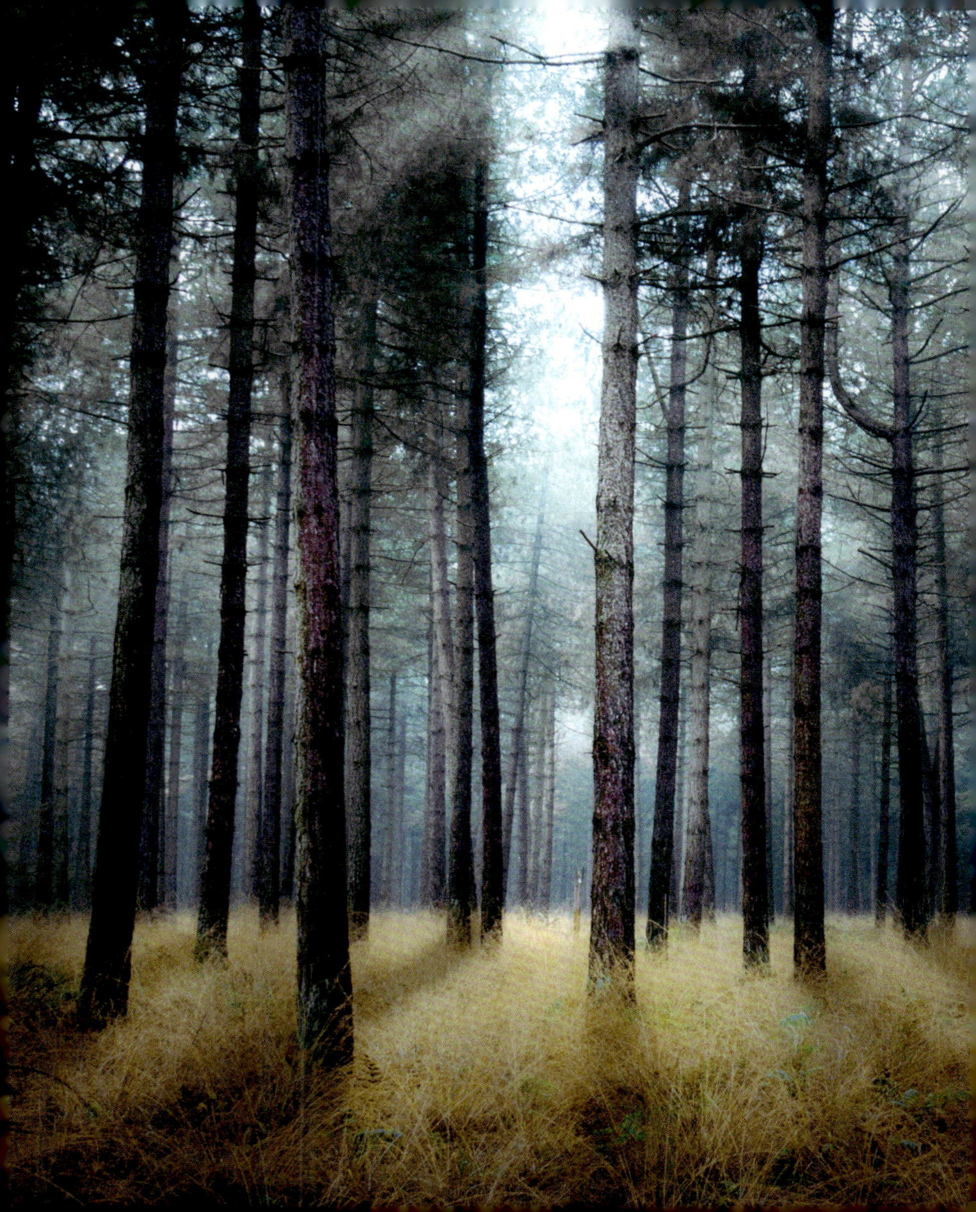

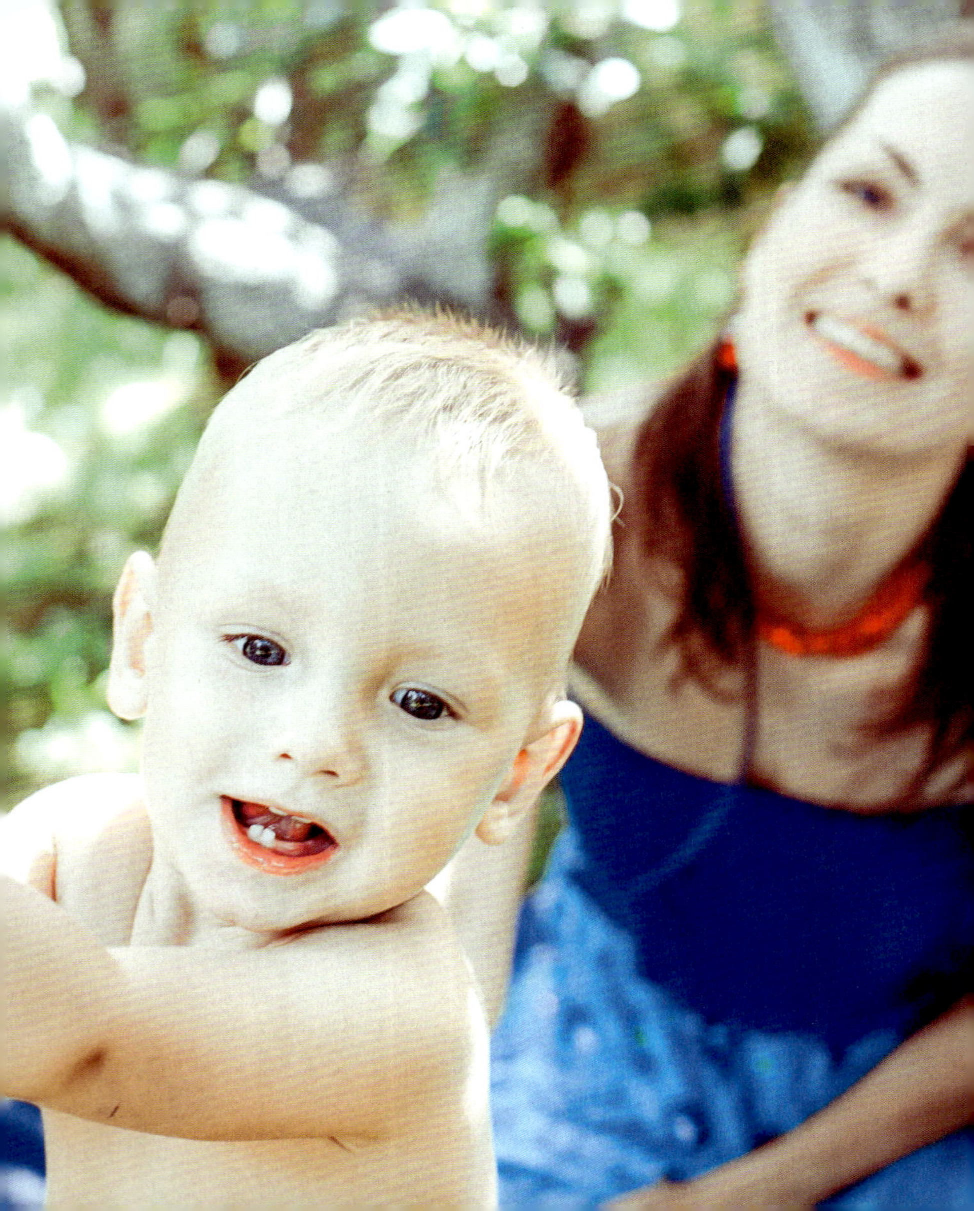

La deuxième raison est que faire jeûner volontairement une femme enceinte est dangereux pour le fœtus qui contrairement à l'adulte n'a pas un métabolisme suffisamment mature pour développer des mécanismes compensatoires à des manques d'apports nutritionnels. Il doit être alimenté correctement en permanence.

En réalité, la durée du jeûne que pourrait supporter le fœtus sans souffrir dépend des capacités compensatoires de la femme enceinte. Tant que le métabolisme de la femme enceinte peut assurer à son bébé des apports corrects avec ou sans nourriture il n'y aura pas de problème. On sait cependant qu'après deux jours d'abstinence nutritive, on peut craindre un risque de carence. C'est la raison pour laquelle on déconseille aux femmes enceintes de rentrer dans une cure de désintoxication.

Toutefois Shelton[12], naturopathe américain, estime qu'une femme enceinte qui subit des nausées, des vomissements, de l'anorexie démontre par ces symptômes qu'un nettoyage des toxines accumulées est nécessaire. Il ne faut prendre aucune nourriture et ne prendre qu'un peu d'eau jusqu'à la disparition des symptômes et qu'il y ait une demande réelle de nourriture. Elle doit jeûner en cas de maladie, ce qui raccourcira la période de maladie car son énergie sera consacrée à son autoguérison, sans la léser et sans incidence sur son enfant. Un jeûne court sera donc conseillé. Mais pas un jeûne long, notamment en cas de maladie chronique.

Cela signifie que le jeûne que préconise Shelton n'est pas un jeûne de désintoxication, mais un jeûne curatif pour permettre à la future mère de retrouver la santé et consacrer son énergie à s'autoguérir. Bien sûr il ne peut s'agir là que de jeûne de brève durée.

Il est toujours préférable de consulter un naturopathe ou un médecin allopathe avant de prendre une décision de jeûne.

**• Les enfants :**

Un enfant bien nourri, c'est-à-dire selon les principes d'hygiène vitale et avec une alimentation biologique, ne devrait pas avoir besoin de jeûner pour éliminer les toxines puisque, hormis les toxines endogènes, il a peu accumulé de toxines exogènes voir p. 125).

De plus, très tôt, vers 3 ans, chargé d'énergie vitale, il élimine spontanément ses toxines par un fort exercice physique.

D'une manière naturelle, le nourrisson et l'enfant jeûnent lorsqu'ils sont malades ou vont mal car ils n'ont pas faim.

On doit les laisser jeûner jusqu'à ce que la faim revienne.

L'enfant qui jeûne dort beaucoup et se remet de sa maladie tranquillement.

Il ne faut surtout jamais imposer de la nourriture à un enfant qui la refuse s'il est fiévreux et pas en forme.

Souvent leur jeûne est beaucoup plus court que celui des adultes, compte tenu de leur grande énergie vitale et de la faible accumulation de toxines.

En revanche, les nouveau-nés n'ont pas encore assez de réserve nutritive cellulaire pour jeûner, de plus leur vitalité n'est pas encore à son développement maximal.

Il est bien sûr toujours préférable de consulter un naturopathe ou un médecin allopathe avant de prendre une décision de jeûne.

• **Les enfants en surpoids** :
Comme pour l'adulte, la toxémie (voir p. 125) crée la maladie dans l'organisme de l'enfant.
L'enfant en surpoids peut jeûner. Il réagit vite et fort, et sa détoxination est plus rapide que chez l'adulte. Il a souvent des vomissements et des nausées. Il devient amorphe et garde le lit. Il a besoin de compagnie.
La poursuite d'un jeûne chez l'enfant en surpoids s'évalue au jour le jour et personne ne peut dire combien de temps il durera. Seul son état sanitaire permet de juger de la poursuite ou de l'arrêt du jeûne. Il est toutefois une règle absolue en naturopathie qui est de rechercher la cause du surpoids de l'enfant. Le programme du jeûne dépendra de la cause du surpoids, la cure s'établira en conséquence et la psychologie sera très certainement la technique majeure.

• **Les adolescents** :
Ils ont une bonne vitalité et peuvent supporter les restrictions alimentaires importantes. Toutefois ils ont besoin de matière car ils se développent et croissent et on ne peut se permettre d'arrêter leur croissance. Les monodiètes seront suffisantes pour eux.

• **Les personnes âgées** :
Peu importe l'âge, ce qui compte est l'énergie vitale.
Si la personne âgée en est dotée et si elle a su la conserver, elle pourra jeûner. Selon Shelton, les personnes âgées sont celles qui supportent le mieux le jeûne. Les effets rajeunissants sont particulièrement visibles sur elles.
Cependant les personnes de plus de 90 ans amaigries et dont le renouvellement cellulaire est épuisé n'ont plus assez de matière en réserve[13].

• **Les personnes maigres** :
Sylvester Graham, pasteur presbytérien et diététicien, hygiéniste et végétarien américain, affirma que l'homme gras ne pouvait survivre plus longtemps à l'abstinence de nourriture que le maigre : « Si la graisse était destinée à la nutrition du corps pendant des jeûnes prolongés, etc., alors, si on enfermait ensemble un homme très gras, jouissant de ce qui est ordinairement considéré comme une bonne santé, et un homme maigre en bonne santé, et si on les condamnait à mourir de faim, l'homme gras devrait diminuer de poids beaucoup plus lentement, et vivre considérablement plus longtemps que le maigre ; mais en fait, c'est le contraire qui se produit. L'homme maigre perdra du poids beaucoup plus lentement et vivra quelques jours de plus que l'homme qui est gras, en dépit de toute la nutrition que ce dernier peut retirer de ses réserves de graisse. »
Trall adopta un point de vue semblable, ainsi que Carrington, qui commenta ainsi ce qui précède : « Je peux dire que cela a été précisément ma propre expérience ». L'explication offerte est que, tandis que la personne grasse a une grande réserve de graisse dans le corps, elle est par ailleurs déficiente en d'autres éléments nutritifs indispensables. Ces hommes pensent que la graisse est invariablement du tissu malade et déficient. Trall disait : « Nourrissez un chien uniquement de beurre, d'amidon ou de sucre, et vous lui éviterez de consommer sa graisse, mais le chien mourra d'ina-

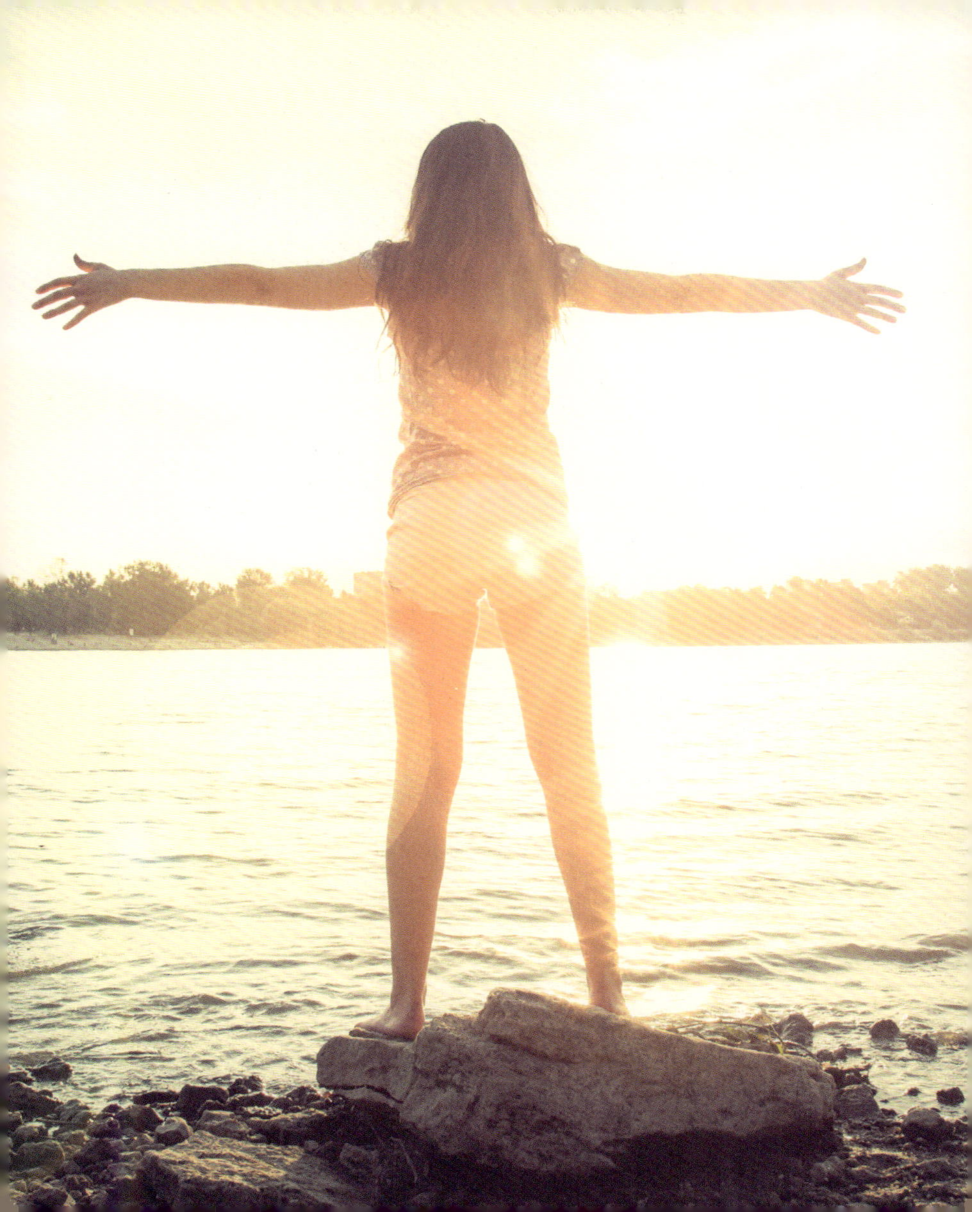

nition. Il sera dodu, grassouillet, il prendra de l'embonpoint, et cependant il mourra d'inanition. » Ceci semble être ce qui se passe au cours du jeûne de l'homme gras. De plus dans les graisses s'accumule un certain nombre de substances toxiques exogènes et/ou endogènes qui nécessiteront une élimination sérieuse des déchets et de probables crises curatives importantes. On peut cependant considérer qu'un maigre est dans un état anormal, c'est même fréquemment un signe de toxémie. Elle résulte souvent d'une faible capacité de digestion et d'assimilation ou de surmenage au travail, voire d'alimentation inadéquate.

Le jeûne, par le repos complet du système digestif, peut permettre aux glandes de se régénérer, aux muqueuses de se dépolluer et à l'intestin de se nettoyer, si la vitalité le permet.

Le système digestif pourra ainsi retrouver un fonctionnement optimal après le jeûne. Pendant le jeûne, si la personne présente un poids vraiment très en dessous de la normale, on pourra contrôler sa perte de poids par la consommation de jus de fruit frais une fois par jour ou tous les deux jours en veillant à ne pas perturber l'autolyse (voir p. 43). Un arrêt du jeûne avec une reprise ultérieure sera peut-être nécessaire.

Il tirera, en principe, le plus grand profit du jeûne qui lui permettra de reprendre ensuite du poids.

**• Les personnes faibles :**

Le jeûne est particulièrement recommandé aux personnes affaiblies, fatiguées, mais pas sans énergie vitale, car bien souvent, elles vont mal du fait de leur empoisonnement par les toxines. Leur élimination pendant le jeûne pourra leur redonner vigueur.

### 3 Les personnes ne pouvant pas jeûner

Le jeûne est à déconseiller aux personnes suivantes :

- En insuffisance cardiaque (il doit être encadré par un allopathe, si sa vitalité le permet).
- En empoisonnement médicamenteux massif, ce qui sera le cas de sujets ayant subi des traitements lourds (chimiothérapie par exemple) ou ayant pris des traitements médicamenteux divers depuis de longues années. C'est aussi le cas des substances toxiques (métaux lourds) incluses dans les vaccins (il est préférable de commencer par des monodiètes de légumes ou fruits car la crise curative peut être très forte).
- Anorexiques
- Obèses
- Porteurs d'un organe étranger greffé
- Porteurs d'un stimulateur cardiaque

## C COMMENT RENTRE-T-ON EN JEÛNE ?

Les préparations psychologique et physique au jeûne sont primordiales.

### 1 La préparation psychologique

« En effet jeûner ce n'est pas mourir de faim ! » (Shelton)

Beaucoup de personnes n'imaginent pas un instant pouvoir rester plusieurs jours sans manger, voire seulement une journée. Elles ne savent pas que supprimer ou réduire son alimentation renforce le corps ! Et l'habitude de manger, même sans faim, à heures régulières et le grignotage, sont si bien ancrés dans notre société de consommation et d'abondance que la perspective de manquer de nourriture

pendant quelque temps inquiète. Il suffit de constater la ruée dans les hypermarchés dès qu'une grève pouvant affecter l'approvisionnement est annoncée.
Ainsi le jeûne s'apparente-t-il à un vrai défi. De nombreuses personnes avant de tenter l'expérience pensaient qu'elles ne seraient pas capables de la mener à bout.
Je tiens pour exemple celui de mon mari, homme de la terre, paysan, au tempérament dilaté aimant la bonne chair et pour qui manger est non seulement un plaisir mais également une nécessité après les travaux physiques des champs. Il a bien ri de moi, lorsque je l'ai invité à jeûner à mes côtés, et il prétendit ne pas vouloir mourir de faim. Je l'ai donc mis au défi et il l'a relevé. Il a donc accepté de ne pas manger durant une semaine.
Il a résisté à la faim encore mieux que tous les autres jeûneurs, bien que nos conversations fussent toutes tournées sur les meilleures recettes de cuisine et nous verrons un peu plus loin que les effets du jeûne sur lui furent remarquables.
Pour jeûner, il faut donc se convaincre que l'on ne mourra pas de faim et laisser agir librement le cerveau végétatif, appelé hypothalamus où réside le centre de la faim, tout en faisant taire le cerveau cortical.
La nécessité de se préparer avant de jeûner signifie un changement de philosophie de vie et une modification de notre rapport à l'alimentation. À partir du moment où

SUITE PAGE 40

## Les tempéraments

En naturopathie, ce sont les typologies morpho-psychologiques. Il en existe plusieurs. Selon Corman (psychiatre qui a fondé la Société Française de Morphopsychologie), on distingue les dilatés et les rétractés (comme leur nom l'indique, ceux qui grossissent et ceux qui maigrissent). Selon PV Marchesseau et Alain Rousseaux, on compte 3 grands tempéraments : les musculaires, les dilatés au nombre de 3 (le sanguin, le digestif, l'obèse), les rétractés au nombre de 3 (le respiratoire, le cérébral, le nerveux). Pour le naturopathe, la vitalité et le tempérament sont deux critères majeurs. En effet, la morphologie du corps permet de définir les organes forts et faibles de l'individu. S'il est respiratoire et appartient à la catégorie des tempéraments rétractés, son organe fort sera les poumons et il aura toujours des difficultés à bien digérer, son alimentation sera choisie donc en fonction de ce critère. Il développera plutôt des maladies neuro-arthritiques. S'il est digestif et appartient à la catégorie des tempéraments dilatés, son organe fort sera le système digestif. Il digérera trop bien et développera des maladies de type cardio-vasculaires. Quant aux musculaires, ils sont la référence idéale car ils présentent un bon équilibre entre les deux.
L'étude de la forme du corps donne donc de précieux renseignements tant sur le fonctionnement des organes que de la pensée.

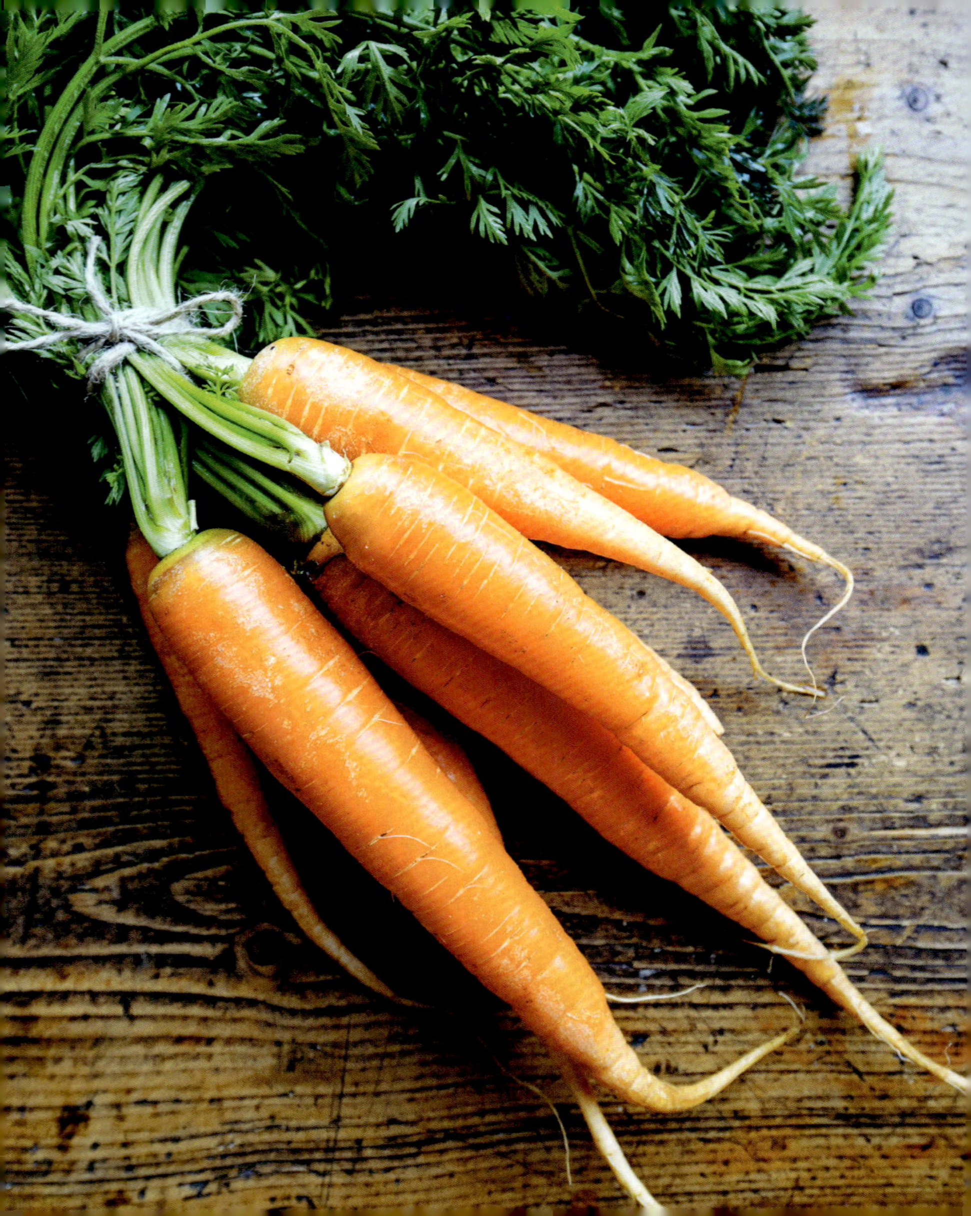

# L'équilibre acido-basique

Le pH (potentiel Hydrogène) mesure l'acidité ou la basicité des tissus et des liquides organiques. Chacun d'entre eux possède son pH, signe d'un équilibre interne (par exemple la bouche est basique, son pH est neutre, 7, alors que l'estomac est acide, et son pH est bas). Le pH sanguin, quant à lui, varie normalement entre 7,38 et 7,42. En dessous, on parle d'acidose et au-dessus d'alcalose.
Le pH inférieur à 7 est acide.
Le pH supérieur à 7 est basique.
Notre organisme produit en permanence et naturellement des métabolites acides (voir p. 125). La respiration, la fonction rénale et le foie sont impliqués. Si nos systèmes de régulation sont débordés, les acides s'accumulent dans les tissus et, avec le temps, le corps va puiser dans sa réserve minérale pour les neutraliser : on parle alors de terrain acide.
Il faut donc rétablir l'équilibre acido-basique par l'alimentation.
Notre alimentation s'avère souvent très riche en produits sources d'acides (viandes, aliments salés, transformés, sucres). S'y ajoutent stress, surmenage, manque d'exercice physique, tabagisme... tous producteurs d'acides.
Il faut donc consommer des fruits et des légumes qui sont alcalinisants et fournissent les bases nécessaires (magnésium, potassium...) à la neutralisation des acides (sels alcalins...).
L'équilibre acido-basique est la clé de la santé.
Lorsque cet équilibre est rompu, les tissus vont s'acidifier et cela va engendrer toutes sortes de dysfonctionnements comme :
- Des perturbations de la flore, dues à l'acidité intestinale entraînant : lourdeurs, flatulences, ballonnements, constipation, cystites, baisse immunitaire : mycoses, allergies, infections ORL.
- Une fatigue musculaire, ostéoporose, problèmes dentaires, chute de cheveux, dus au prélèvement des minéraux dans les tissus par l'organisme pour pallier le passage des acides dans le sang et garantir le PH sanguin.
- Irritation des intestins : dysbiose, colite, maladie de Crohn, rectocolite, polypes ; irritation des reins : infections urinaires ; irritation de la peau : sueur acide, eczéma, psoriasis, acné, mycoses ; problèmes pulmonaires : bronchite chronique, asthme, bronchiolite, dus à l'élimination de ces acides par les émonctoires.
- Irritation des tendons : tendinites, calcifications, arthrose, polyarthrite, rhumatisme ; fatigue musculaire : crampes, courbatures, lombalgie, fibromyalgie, dus au dépôt de sels résiduels acides dans les tissus.
- Dans tous les cas, une grande fatigue persiste sans raison apparente.

l'on a décidé de jeûner, une nouvelle vie s'ouvre devant nous car notre conscience a été éveillée et nous savons désormais l'importance de notre hygiène vitale.

## 2 La préparation physique

Le principe est de rentrer en restriction alimentaire préalablement au jeûne pour une durée au moins égale à celle du jeûne. Pour le premier jeûne, je préconise de le préparer longtemps avant. Personnellement l'année qui a précédé mon premier jeûne, j'ai mis en pratique une monodiète hebdomadaire. J'ai préféré le lundi, car nous avons tous tendance à faire quelques excès le week-end entre amis ou en famille. J'ai choisi une monodiète de bananes pour basifier mon terrain et reposer mon intestin très souvent enflammé. Quand j'ai senti (car tout est question de ressenti) que j'étais prête, j'ai troqué la monodiète contre un jour de jeûne hebdomadaire. Ainsi mon système digestif était-il déjà habitué à se reposer et ces courtes périodes avaient permis un début de nettoyage des toxines. Enfin, 8 jours avant le jeûne d'une durée de 8 jours : l'alimentation doit être hypotoxique (sans café, thé, alcool...) et végétarienne (voir p. 86). Pour entamer un jeûne dans de bonnes conditions, et éviter que le corps ne se serve dans les déchets en attente dans les intestins, il faut les nettoyer. Deux moyens très efficaces seront utilisés : la purge et le lavement.

### La purge :

La veille du jeûne, il est absolument nécessaire de vider ses intestins par le moyen d'une purge. Ce n'est pas très agréable, mais cela évitera au corps de s'auto-intoxiquer avec les déchets non évacués. Cette purge permet de rentrer plus rapidement en état de jeûne.

Plusieurs moyens sont possibles : le sel de Nigari, l'huile de ricin (elle existe en gélules) ou le chlorure de magnésium.

- **Le sel de Nigari** est un cristal non raffiné de chlorure de magnésium issu d'une mer fossile qui couvrait il y a 25 millions d'années une partie du continent européen. Il faut mélanger une cuillère à soupe de sel dans un grand verre d'eau et avaler d'une traite. Les effets se font ressentir dans les deux heures. Vous pouvez en trouver dans les magasins bio.
- **Le chlorure de magnésium**. Il convient de diluer un sachet de 20 g acheté en pharmacie dans un litre d'eau minérale ou de jus de légumes et le boire sur une journée : les effets se font sentir 1 à 3 heures après.
- **L'huile de ricin**. Vous la trouverez en pharmacie soit en flacon de 30 ml (à prendre avec 1 à 3 gouttes d'huile essentielle de citron pour atténuer le goût et la texture grasse), soit sous forme de comprimés (9 comprimés à prendre en une seule prise).

La rapidité des effets est variable selon les personnes – entre 3 et plusieurs heures – et peuvent s'étaler sur une journée, ce qui n'est pas toujours pratique. Pour ma part, je préfère le sel de Nigari, beaucoup plus rapide dans ses effets. Je déteste l'huile de ricin en flacon et les comprimés d'huile de ricin sont moins efficaces.

### Le lavement :

Le nettoyage des intestins est finalisé par un lavement le matin du jeûne, que l'on recommencera le 3e jour du jeûne. L'eau rince la muqueuse et entraîne les matières

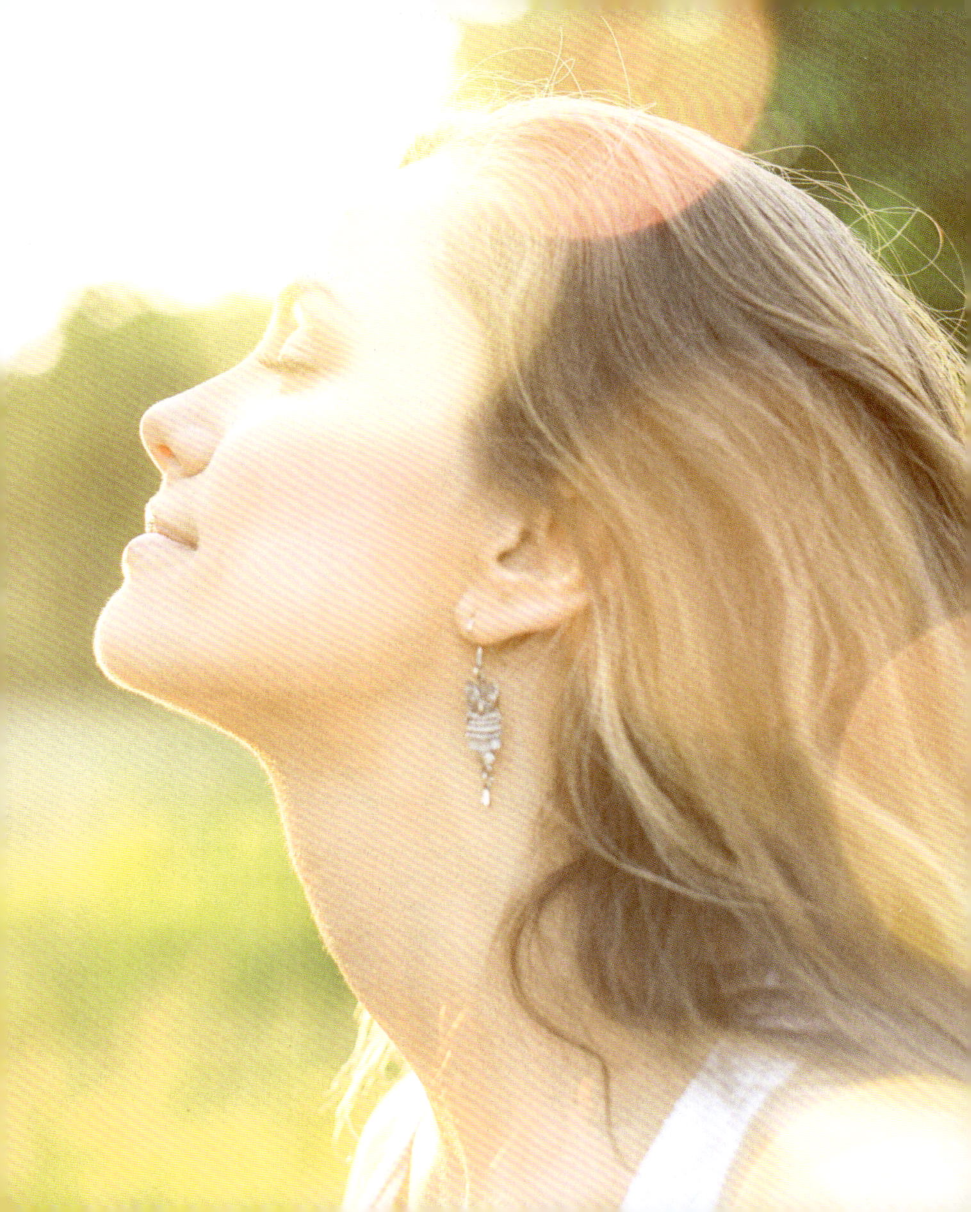

dans le rejet. Pour effectuer un lavement, il faut tout d'abord acheter un boc à lavement soit en pharmacie, soit sur Internet. Remplissez le boc (soit 2 litres) d'eau minérale tiède à 37°. Vous pouvez le compléter de 2 grosses cuillères à soupe de gros sel, ou bien de deux tasses de café vert bio. Mais un lavement simple suffit amplement. Installez-vous tranquillement dans une pièce, accrochez le boc à lavement 1 mètre au-dessus de vous, couché sur le côté droit, sur un lit que vous couvrirez d'une serviette éponge ou bien à genou les fesses en l'air. Introduisez la canule (de préférence la canule vaginale qui est plus longue et plus pratique) dans l'anus et ouvrez le robinet afin que l'eau s'écoule dans le côlon. Massez doucement votre ventre en même temps. Gardez le lavement le plus possible, puis évacuez.

### D QUAND JEÛNER ?

De tout temps, le jeûne a été conseillé au sortir de l'hiver afin de se nettoyer des toxines accumulées durant cette période. Cela était particulièrement nécessaire à une époque où l'on consommait beaucoup d'aliments de confort ou tolérance

## L'hydrothérapie du côlon

Elle est pratiquée par une personne formée et spécialisée, souvent une infirmière.

On introduit doucement, par une canule à usage unique et à double circuit, de l'eau tiède et filtrée dans le côlon. On vide l'eau et les matières par l'autre orifice de la canule, et on répète l'opération jusqu'à ce que les matières soient évacuées et que l'eau sorte claire. L'eau qui circule et le massage du ventre permettent l'évacuation des matières fécales souvent très anciennes. La séance devra être renouvelée en cas de côlon gros, long et bouclé. On n'a pas besoin d'aller aux toilettes : pendant la séance, la personne reste allongée sur le lit recouverte d'un drap. Confortablement installée, elle essaie de se relaxer.

L'hydrothérapie du côlon n'est pas nécessaire pour nettoyer son intestin dans le cadre du jeûne. Il est possible d'y recourir, tout en sachant que cette technique est psychologiquement éprouvante (prioritairement sur le plan énergétique). En effet, elle peut faire remonter des émotions profondes car elle correspond aussi au nettoyage de notre mental.

**Rudolf Steiner,** philosophe occultiste et fondateur de l'anthroposophie, écrivait au début du siècle : « la plus haute activité spirituelle est liée à la perfection du cerveau qui est liée à la perfection de l'activité du gros intestin. »

Il faut d'autre part trouver un hydrothérapeute compétent.

(pommes de terre, céréales) pour résister au froid. En effet, ces aliments consomment beaucoup d'énergie pour être digérés et produisent de la chaleur. Aujourd'hui, cela est moins vrai. Jeûner l'hiver peut être agréable car l'on se réconforte au coin du feu, afin de compenser la perte calorique et l'envie de se reposer est plus grande.

L'été apporte aussi son agrément : on peut profiter du beau temps et aller se promener dans la nature sera plus agréable.

Je considère que le jeûne doit correspondre à un besoin. Il faut écouter son corps et son esprit et savoir quel sera le bon moment.

Enfin, la contrainte professionnelle peut vous inciter à choisir une période plutôt qu'une autre. N'en soyez pas désolé, le plus important est de vous y préparer et de le faire en toute conscience.

## E PEUT-ON JEÛNER SEUL ?

Un premier jeûne doit être accompagné. Pour commencer, il est nécessaire d'être conseillé par un naturopathe. Ce dernier va définir votre tempérament, établir le bilan de vitalité et vérifier si votre énergie vitale est suffisante pour accéder au jeûne. Si ce n'est pas le cas, il vous proposera une cure adaptée à votre état.

Le jeûne est souvent un moment de partage : il est intéressant d'être plusieurs pour en parler et se soutenir au jour le jour.

Mes premiers jeûnes, au moulin de Grouche en Picardie m'ont permis de rencontrer des personnes formidables avec lesquelles j'entretiens depuis des relations amicales fortes.

## F QUE SE PASSE-T-IL PENDANT LE JEÛNE ?

### 1 Physiquement

Les deux premiers jours ne laissent apparaître le plus souvent que quelques gargouillis intestinaux ou de l'estomac.

Il est remarquable de ne déjà pas ressentir de faim. Il est vrai que notre cortex a été briefé en lui demandant de ne pas interférer sur les mécanismes innés du cerveau organique. Le moment où tout bascule est le 3$^{e}$ jour, où l'autolyse commence.

#### 1.1 L'autolyse

C'est l'aptitude d'un organisme vivant à vivre sur ses propres réserves pour procéder au nettoyage, à la réparation, à la ré-harmonisation des fonctions physiques, physiologiques et psychologiques. Autrement dit, la diététique permet et propose la seule méthode naturelle existante pour nettoyer l'organisme de ses toxines et faire de la santé ; c'est l'autolyse, l'auto-restauration, l'auto-régénération, l'autoréparation[14]. Il s'agit d'un processus de digestion ; littéralement : de digestion (lyse) de soi-même (auto). Il a lieu dans les tissus grâce à des enzymes se trouvant dans les cellules elles-mêmes, sous le contrôle de l'hypothalamus qui agit selon un protocole salvateur qui est inné.

Le corps comprend qu'il ne recevra pas de nourriture, alors il s'adapte.

Il va notamment puiser dans nos réserves de graisses pour trouver l'énergie nutritionnelle dont il a besoin et en profiter pour éliminer les toxines accumulées.

En d'autres termes, l'autolyse est la faculté pour le corps de rejeter ou de réutiliser ses déchets. C'est la vitalité qui déclenche l'autolyse.

Deux organes interviennent lors de l'autolyse :

- **Le pancréas** : il ne fabrique plus d'insuline, il provoque donc un déstockage du glucose.

- **Le foie** : il fabrique du sucre d'abord à partir du glycogène en stock, ensuite en transformant les graisses en corps cétoniques (voir p. 124). Au-delà, il peut déstocker les protéines et les transformer en sucre. Lorsque le taux de glucose sanguin chute en dessous de 0,5 g/l, le cerveau et le cœur ne sont plus assez alimentés, ils utilisent alors les corps cétoniques à la place du glucose et des triglycérides.

L'autolyse permet l'élimination :

- **Des déchets métaboliques circulants** : l'organisme perd :

• **ses déchets colloïdaux** : les colles n'ont pas de forme définie et persistante, ce sont des substances sans structure fixe, molles, arrondies et malléables. Elles ne sont pas agressives mais gênent et entravent l'organisme par leur présence et leur masse, elles épaississent les liquides dans lesquels elles se trouvent, comme le sang et la lymphe. Elles encombrent les voies respiratoires particulièrement les bronches, les bronchioles et les alvéoles[15].

• **et ses déchets cristalloïdes** : les cristaux sont de forme cristalline, autrement dits de forme géométrique, par opposition à la forme non structurée et amorphe des colles. Lors de contacts prolongés, les cristaux s'agglomèrent les uns aux autres et forment des structures cristallines appelées aussi calculs. Ils se présentent souvent sous forme d'acide et sont issus de l'utilisation des protéines. Ils s'installent souvent dans les articulations. Ce sont principalement le cholestérol, l'urée, l'acide urique présents dans le sang.

- **Des déchets stagnants** : principalement l'acide lactique présent dans les cellules.

- **Des déchets accumulés** : principalement ceux emprisonnés dans les tissus en dehors des voies circulatoires : kyste, fibrome, tumeur, graisses de mauvaise qualité, cellulite.

Ainsi notre corps va désagréger les mauvaises graisses et les déchets qui obstruent ou gênent ses tissus, tels que les dépôts de cholestérol, les plaques graisseuses des artères (athéromes), les infiltrations calcaires dans les articulations ou les artères, les calculs et les débris des cellules. C'est la phase bénéfique qui correspond à la désintoxication et au renouveau organique.

À ce moment-là pourront apparaître certains désagréments que l'on appelle crise curative ou « maladies guérisseuses » :

- Nausées,
- Désagréments digestifs,
- Poussée de boutons : c'est le nettoyage de restes de maladie non totalement éliminés comme la rougeole, la varicelle...
- Maux de tête,
- La transpiration et les urines peuvent être très odorantes, ce qui est signe d'élimination de toxines.

Tous ces désagréments disparaissent rapidement. Toutefois, il faut être attentif car s'il y a beaucoup de surcharges en présence d'une forte vitalité, l'autolyse peut se révéler violente. La quantité de déchets mise en circulation peut dépasser la capacité d'élimination de la fonction émonctorielle. S'ensuit un blocage qui entraîne la souffrance voire l'arrêt de la fonction. Par exemple si une grande quantité d'acide urique, d'urée, de créatinine se précipite

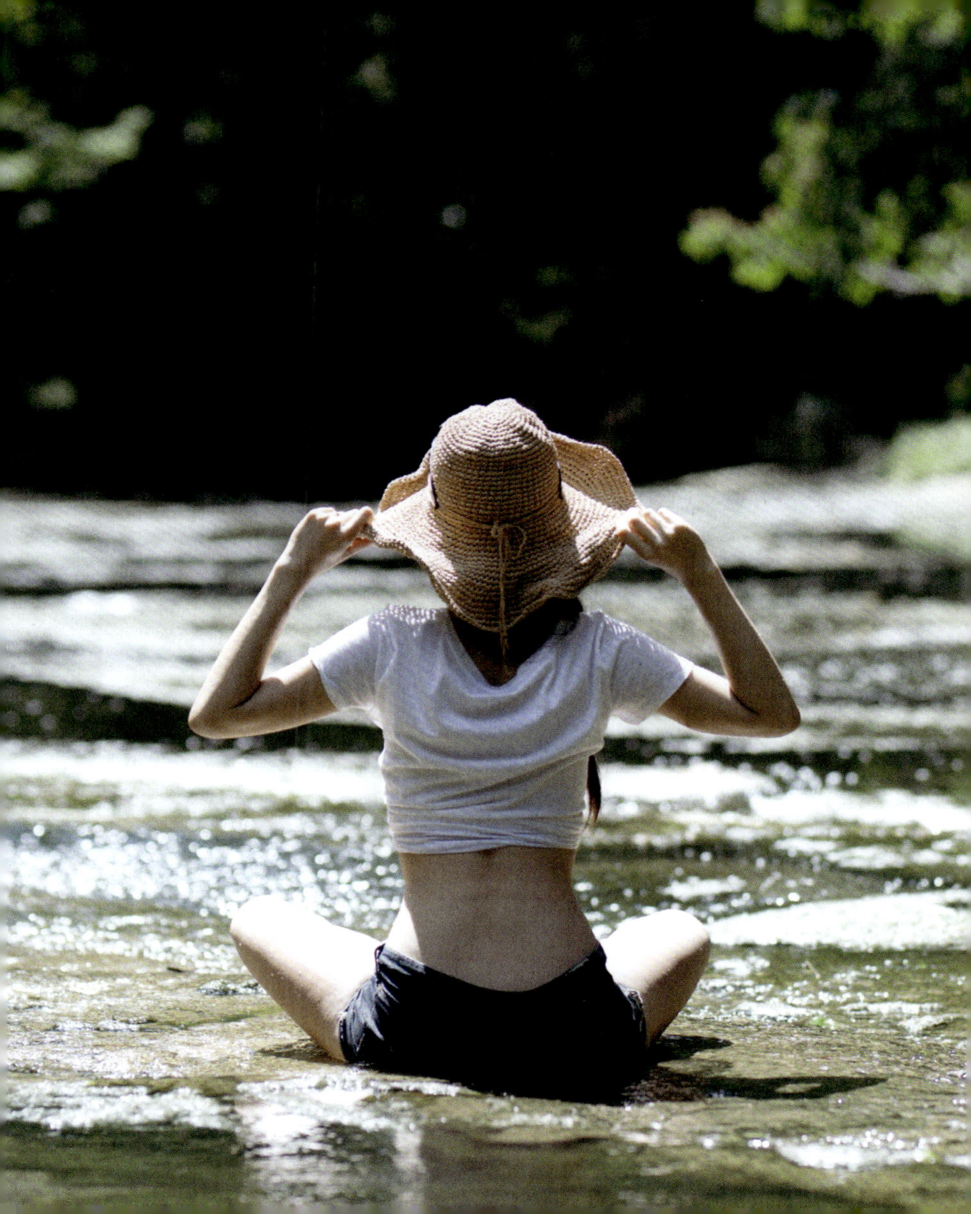

vers les reins, ces derniers peuvent se bloquer et s'enflammer, et provoquer une néphrite qui pourrait être fatale[16].
Pour en revenir à mon mari, un exemple très intéressant : le 3e jour il se couvrit de boutons de type piqûres de moustiques et de guêpes. Je vous rappelle qu'il est paysan et, dans ses champs, il est fréquemment piqué par toutes sortes d'insectes au point qu'une seule piqûre d'abeille ou de guêpe entraînait chez lui un gonflement immédiat de type œdème de Quincke, assez préoccupant. Le jour suivant, toutes les piqûres et boutons avaient disparu.

Lors de son retour dans les champs, il se fit inévitablement piquer par guêpes et abeilles mais cette fois-ci sans œdème. Il avait donc déchargé son corps des poisons inoculés par ces insectes en procédant au désencrassement de son corps par l'évacuation des déchets accumulés pendant des années, alors qu'il ne procédait jamais par le passé à des restrictions alimentaires salutaires pour sa santé. Cette expérience met en évidence l'accumulation des déchets lorsque l'alimentation n'est pas conforme aux règles biologiques et que les émonctoires ne sont pas suffisamment activés. Dans le cas de mon mari, il avait assez d'énergie vitale pour que l'autolyse soit efficace.

### 1.2 Comment un organisme en jeûne se nourrit-il ?

Notre corps comporte des réserves insoupçonnées et d'autres visibles dans les tissus conjonctifs (graisse, déchets...). En cas de disette, il les déstocke et les auto-consomme. Ainsi les animaux mangent-ils beaucoup de protéines et de graisse à la saison chaude pour pouvoir survivre l'hiver. Shelton disait « Nous avons vu que le corps a toujours stocké en lui-même des réserves de nourriture suffisantes pour un temps considérable dans le cas de manque de nourriture, ou de maladie, quand la nourriture ne peut pas être digérée. Nous avons vu comment le corps se nourrit de cette réserve nutritive et comment les tissus vitaux du corps se nourrissent des tissus moins essentiels, de sorte que même si l'inanition véritable se produit, les organes vitaux n'en sont pratiquement pas affectés. » Notre organisme se nourrit également du Prana (voir ci-dessous).

### 1.3 La libido

Pendant le jeûne, ne croyez pas vous adonner au bonheur de l'amour physique.

## Le Prana

Dans la tradition hindoue, le Prana est le souffle de vie. Il n'est pas visible. C'est l'énergie sacrée de l'univers. Le Prana se trouve à différents niveaux : dans l'air que l'on respire, au sein de la nature, que ce soit en montagne, au bord de la mer, au milieu d'un pré, au cœur d'une forêt. On le trouve aussi dans les aliments vivants que l'on ingère. C'est une énergie qui nous anime. Il est et circule en nous par la respiration. Notre pensée peut le diriger.

En effet la libido diminue, ainsi d'ailleurs que la fertilité. En revanche, le jeûne permet bien souvent de venir à bout de l'impuissance masculine, de la libido défaillante, et même de la stérilité. En effet, impuissance et libido peuvent trouver une réponse dans l'augmentation de la vitalité après la désintoxication. La stérilité féminine est souvent liée à une dégradation des organes sexuels (trompes obturées, ovaires kystiques, utérus fibromateux par exemple). Une désintoxication par le jeûne peut être une solution. Enfin, le nettoyage permet un meilleur fonctionnement de tous nos systèmes.

### 1.4 Les réactions chimiques

Durant le jeûne, il se produit les réactions suivantes :

- La crise d'acidocétose : cette crise est provoquée par une trop grande production de corps cétoniques (voir p. 124). Elle peut être dangereuse si elle se maintient trop longtemps. Voyons le processus :

Le corps dispose de trois carburants :

• Le glucose
• Les protéines
• Les lipides (graisses)

**Le glucose,** indispensable pour le cerveau, est aussi le carburant dont les réserves s'épuisent le plus vite. Au bout d'un jour de jeûne, elles sont vides. Le corps va donc fabriquer du glucose à partir des deux autres carburants : les protéines et les graisses. Les protéines prennent le relais et fabriquent le glucose à partir du foie.

Le corps va également puiser dans les graisses pour créer un substitut de glucose : les corps cétoniques. Ce sont eux qui alimenteront désormais le cerveau.

Si **les protéines** jouent un rôle essentiel, elles restent préservées par le corps vu leur importance métabolique. Ce sont donc **les lipides** qui fourniront le gros de l'énergie (96 %). C'est le foie qui opère la transformation des lipides en corps cétoniques. Cette phase, appelée crise d'acidocétose, est la plus délicate du jeûne. Elle est facilement reconnaissable car l'haleine est désagréablement parfumée avec une odeur d'éther. Si elle se maintient, il est sage d'arrêter le jeûne car l'autolyse s'exerce de manière incorrecte par excès de surcharges graisseuses et hypoglycémie, d'où la production d'acétone, poison organique[17].

Une fois que la crise est passée (3e jour ou plus), le corps trouve un nouvel équilibre. À ce moment-là peuvent apparaître des phases d'euphorie ou une sensation de légèreté et de liberté exaltantes.

Ainsi, dans le jeûne, le plus difficile n'est pas la privation de nourriture mais l'adaptation du corps à ce stress et les transformations chimiques et mécaniques qu'il provoque.

Autres effets chimiques : (selon Shelton[18])

- L'élimination de l'azote par l'urine du fait de la diminution de la combustion des substances albuminoïdes.
- Loi de l'adaptation durant la faim qui assure la protection des principaux organes vitaux du corps pour maintenir leur nutrition et leur fonction aux dépens des organes secondaires.
- Le pouls baisse à mesure que le jeûne progresse jusqu'à 58 battements/s.
- La pression sanguine baisse de 25 %.
- Les globules rouges augmentent au début du jeûne puis baissent légèrement (signe de régénération cellulaire).
- Les leucocytes augmentent de façon notable.

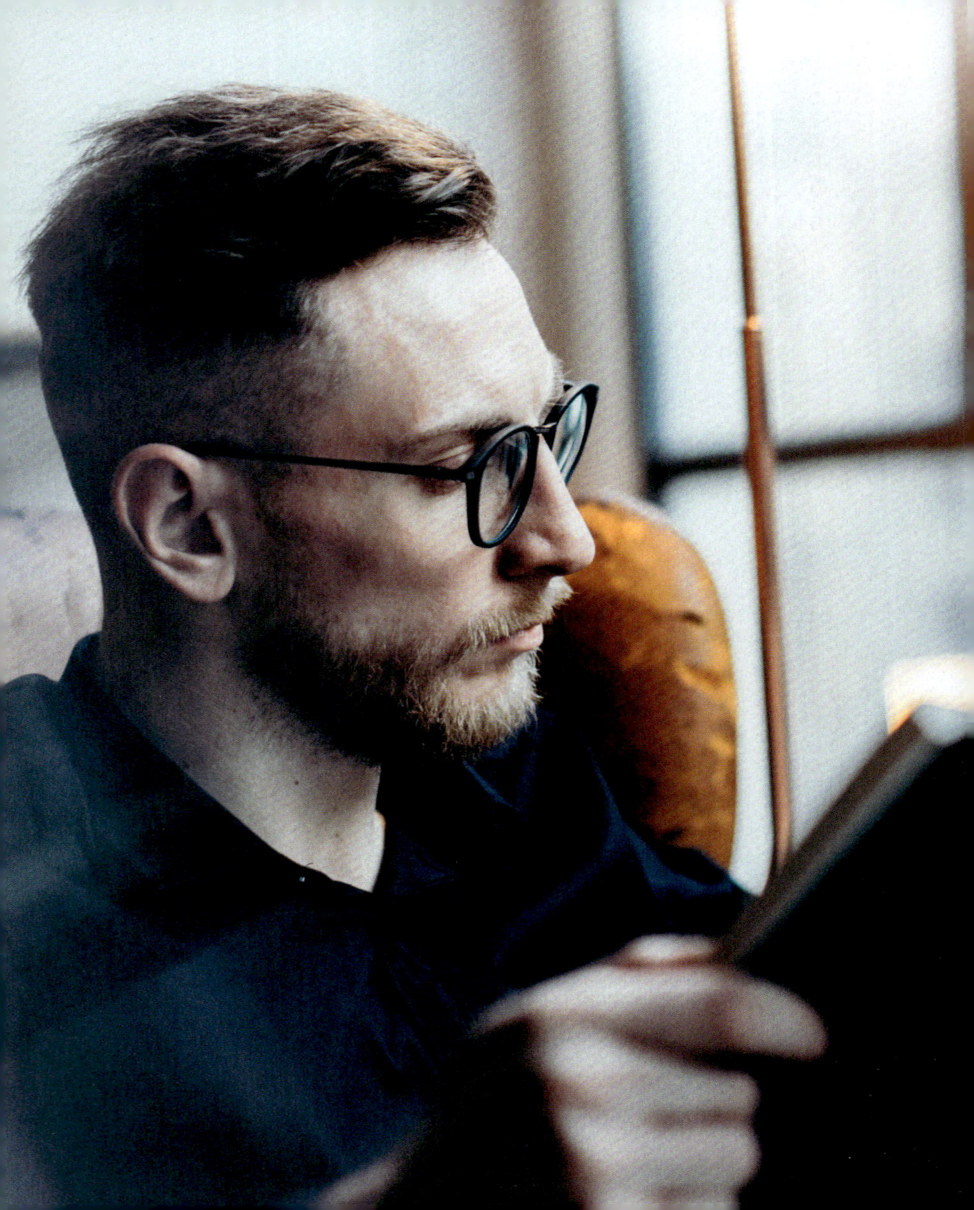

- Les cellules faibles et malades disparaissent.
- Le pouvoir coagulant du sang est plus intense, ce qui entraîne une cicatrisation plus rapide.
- L'acidité urinaire augmente du 1$^{er}$ au 4$^{e}$ jour puis baisse. L'urée passe de 80 % à 70 %.
- Le taux de zinc s'élève au-dessus des normales sanguines, ce qui favorise la cicatrisation des tissus ainsi que la synthèse de l'ADN dans les cellules de la défense, car le zinc est un élément actif dans la croissance et la multiplication des cellules. Il facilite également le transport de l'oxygène, positif sur la synthèse du collagène, améliore le métabolisme des os et le travail cérébral, la vision ainsi que le goût.

### 2 Psychologiquement

Le plus souvent le nettoyage physique est complété par une relaxation psychologique. Le jeûne aide à se vider l'esprit, déconnecter avec le stress professionnel voire celui du quotidien : d'où l'intérêt de ne pas travailler pendant cette période. L'idéal est de s'installer dans un lieu calme et empli de sérénité, au milieu de la nature afin de vivre cette expérience dans la paix, en se chargeant d'énergie.
Pendant cette période, on constate combien les idées s'éclaircissent et combien la clairvoyance s'installe en nous. Notre intuition devient d'une acuité inhabituelle.
Ce qui était objet de stress disparaît.

Il a été constaté une véritable amélioration intellectuelle. Les capacités à mémoriser sont accrues, si bien qu'entreprendre des études, une rédaction de livre, préparer un examen sont grandement facilités.

En résumé le jeûne permet de :
1- nettoyer le corps,
2- nettoyer le mental,
3- régénérer le corps,
4- régénérer le mental.

## G QUELLE ACTIVITÉ PENDANT LE JEÛNE

### 1 L'exercice physique

À ce sujet, les avis divergent. Pour certains comme le Dr Bertholet, il est important de faire de l'exercice physique. Le Dr Bertholet, tout comme le Dr Vivini, proposent certaines façons de faire, tels les purges, les lavements et l'activité physique durant le jeûne. Selon Bertholet, ces actions aideraient l'organisme à éliminer les agents toxiques. Pour d'autres, comme le Dr Shelton ou la biologiste Nicole Boudreau, c'est le repos qui prime :
Dans les faits, selon les Dr Shelton et Dr Vetrano, l'autolyse s'exécute au niveau cellulaire et la seule façon d'aider ce processus est le repos. L'organisme a besoin d'énergie nerveuse pour exécuter ce travail et la seule façon de l'augmenter est le repos complet. D'ailleurs, la biologiste Nicole Boudreau[19] écrit que l'effort physique fait dévier immédiatement l'énergie de l'action autolytique vers nos muscles. Selon elle, « le jeûne est un repos physiologique complet : on se dorlote sans gêne et sans culpabilité... Le jeûne actif n'est pas thérapeutique. C'est une question de calorie et d'énergie. Pour se détoxiner en profondeur, le corps a besoin d'énergie ; or le travail musculaire multiplie de 10 à 20 fois sa dépense énergétique par rapport à l'organisme en repos. C'est un coût énergétique très onéreux pour un organisme en jeûne qui vit de ses réserves. »
« Un organisme en autolyse a besoin d'un

apport d'énergie important, et la circulation sanguine s'y intensifie. La personne qui jeûne ressent clairement cet accroissement localisé du débit sanguin ; elle ressent un engorgement dans l'organe en autolyse. Si elle décide de courir, la circulation sanguine est immédiatement canalisée vers les muscles des jambes, l'autolyse cesse alors complètement dans l'organe où elle se déroulait. »

**Le repos stimule l'autolyse et l'activité la freine.**

Je pratique moi-même le jeûne chaque année, depuis plusieurs années, j'ai donc testé le jeûne actif et le jeûne repos.

Le jeûne actif m'a épuisée car je n'avais pas assez de réserve d'énergie vitale.

J'ai très bien senti que le jeûne « repos » convenait mieux à mon cas. La seule expérience négative du jeûne « repos » est l'impossibilité de dormir au bout de quelques jours car le repos à longueur de journée inhibe le besoin de dormir.

J'ai alors décidé de me laisser porter par mon besoin, en ressentant profondément ce que mon corps demandait : méditation, mais aussi yoga, marche lente dans la nature, lecture, sauna.

Rappelons que l'un des principes dictés par la naturopathie est l'individualisme, c'est-à-dire l'adaptation à soi-même.

Il faut donc savoir individualiser le jeûne, en fonction de son tempérament et de ses besoins. J'ai toutefois voulu expérimenter le jeûne en travaillant, n'ayant de toute façon pas pu organiser un break de 8 jours comme chaque année.

J'ai ainsi jeûné 6 jours en suivant mon rythme habituel de travail comme avocate, c'est-à-dire assez chargé. J'ai bien eu quelques petits coups de fatigue auxquels j'ai pallié en prenant des moments de méditation et repos à chaque fois que cela se produisait mais j'ai conservé toute mon énergie et mes facultés intellectuelles étaient réellement en grande forme.

Cette expérience m'a donc permis de confirmer les nombreux écrits à ce sujet, notamment ceux du Dr Bertholet.

Je préfère cependant pratiquer le jeûne en milieu naturel, dans le calme et la quiétude. Se vider l'esprit est tout aussi important pour retrouver la santé ou la maintenir.

**Marcher sur la plage ou en forêt**

Cette expérience a été formidable à bien des égards. Marcher les pieds nus dans le sable chaud (surtout l'été) nous connecte avec la force terrestre et nous charge d'énergie. Les ions négatifs diffusés par le mouvement des vagues (si elles ne sont pas trop froides) nous rééquilibrent et abaissent notre niveau d'ions positifs, souvent trop élevé. L'esprit s'évade, la lumière solaire nous charge également d'énergie. C'est une très bonne façon de faire un exercice léger et très énergétique. Marcher en

### Krya

Un Krya signifie acte en sanscrit. Ce sont des pratiques préliminaires en yoga et ce sont des procédés de purification.

forêt nous charge de prana (voir p. 46), surtout en marchant lentement, et en inspirant par le nez par des respirations d'abord abdominales puis thoraciques et finalement complètes jusque sous les clavicules.

### Le yoga

Cette discipline est très adaptée aux périodes de jeûne car elle combine respiration, méditation et étirement.

J'ai eu la chance de rencontrer Madira Sardancourt[20] dont j'ai reçu l'enseignement suivant :

Si l'on pratique déjà le yoga, faire sa pratique quotidienne en étant plus que jamais à l'écoute de son ressenti : « ceci est bon pour moi ici et maintenant », « ceci n'est pas bon pour moi ici et maintenant ».

Je retiendrai particulièrement quelques pratiques :

- Parmi les Kriyas (techniques) de nettoyage, **Vamana dhauti** est très intéressant en cas de nausée[21]. Avalez au moins deux litres d'eau salée tiède en position accroupie, puis relevez-vous et, en position inclinée en avant, faites-vous vomir.

- **Le Pranayama.** Le prana c'est le qi des chinois, le loungta des Tibétains. C'est l'énergie vitale qui circule dans tout le corps. Le pranayama est l'expansion de cette énergie.

Le prana est capté par :

1- le voile du palais et les papilles gustatives lorsque l'aliment est vivant, ce qui n'est pas le cas en période de jeûne.

2- la peau d'où les bienfaits de l'ensoleillement.

3- **la respiration à différents niveaux.** Le yoga postule qu'il y a dans l'air le **prana** (ions négatifs, particulièrement au bord d'une rivière, lors de la pluie). Ce dernier est capté par la zone olfactive derrière le nez, par les alvéoles pulmonaires d'où l'importance de ne pas forcer le souffle, mais aussi de retenir en douceur le souffle (rétention à plein).

Le prana peut être dirigé dans tout ou partie du corps puisqu'il obéit à notre esprit. En effet, c'est notre volonté de diffuser par la respiration l'air et son électricité de vie qui va faire circuler le prana en nous.

- Commencez toujours par la **respiration abdominale** qui détend le plexus solaire et mobilise le diaphragme. Puis progressivement allez vers la respiration complète, toujours sans violence et, si vous vous sentez à l'aise, ajoutez la suspension poumons pleins puis poumons vides, sans blocage (si possible, fenêtre ouverte, ou en plein air ou dans une pièce préalablement aérée).

-**Kapalabhati** qui signifie nettoyer la tête et qui consiste en de petites respirations rapides en soufflet abdominal (inspiration passive, expiration active) et ceci particulièrement en cas de maux de tête dans les premiers jours du jeûne.

On pratique en général, 5 séries de 10 respirations, plus si l'on peut. Tous les jours.

– **Respiration alternée** (inspiration par une narine, expiration par l'autre et puis inspiration par la narine qui vient d'expirer, voir p. 52). C'est une respiration harmonisante et énergiquement rééquilibrante.

Après le pranayama, terminez par une assise silencieuse qui vous apportera du calme mental vers une approche de la pleine conscience et de la méditation.

Terminez par **Shavasana**, posture allongée les jambes et les bras légèrement écartés afin de laisser le prana circuler librement dans le corps (voir p. 52).

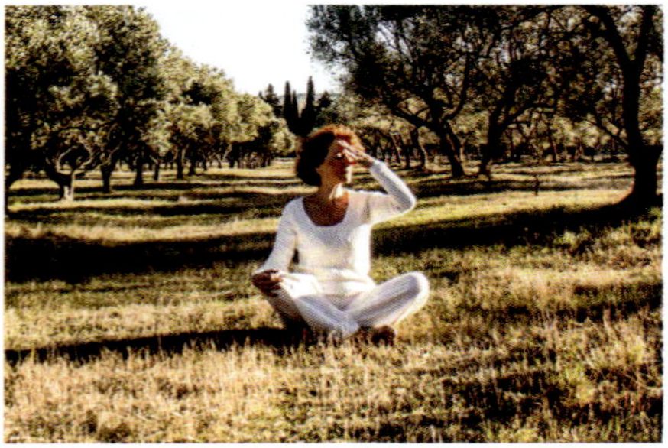

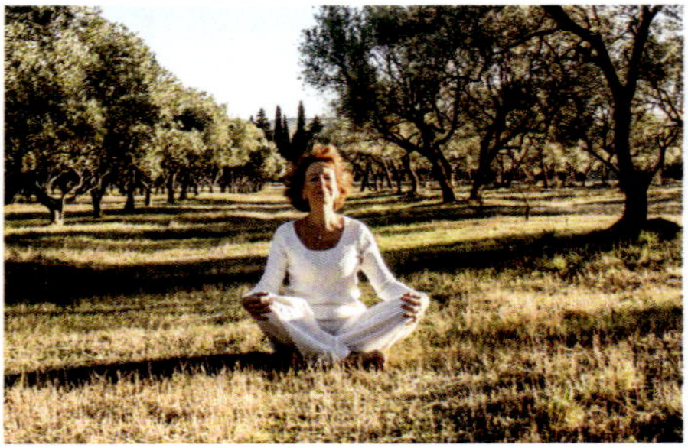

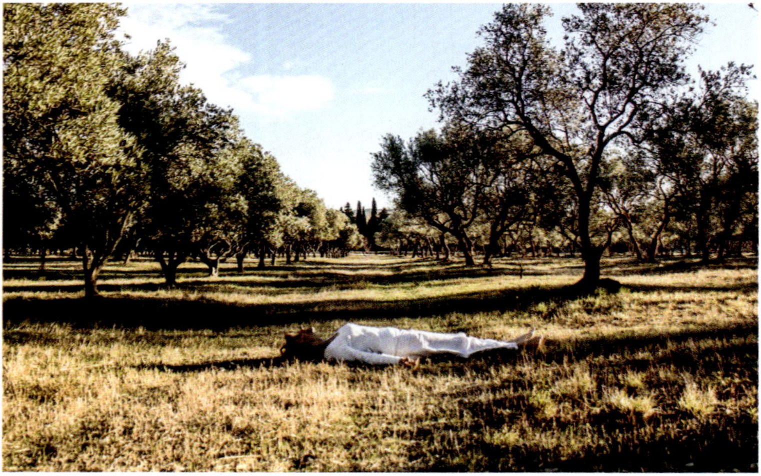

En haut : Pranayama : respiration alternée
Grande image : Shavasana

Il est préférable d'éviter le pranayama le soir. Vous pourrez également profiter de ce jeûne pour vous étirer en pratiquant quelques postures de yoga telles que :

- **Tadasana ou palmier** : Sur la pointe des pieds, croisez vos mains sur le crâne, paumes vers le plafond et étirez les bras vers le ciel, à plusieurs reprises. Inspirez à l'étirement, retenez l'air poumons pleins en haut, puis expirez en baissant les bras.
- **Tyriaka Tadasana** ou le palmier qui se balance : tronc, bassin et bras sur un même plan, jambes légèrement écartées, levez les bras, croisez les mains et inclinez-vous sur le côté droit à l'inspiration, restez poumons pleins quelques secondes et revenez au centre à l'expiration puis

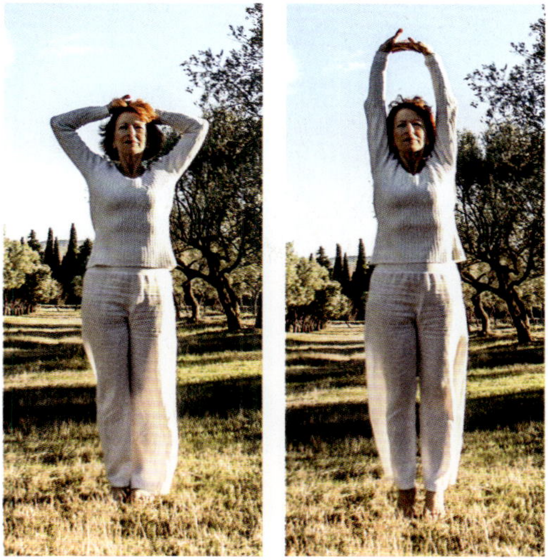

Tadasana ou palmier

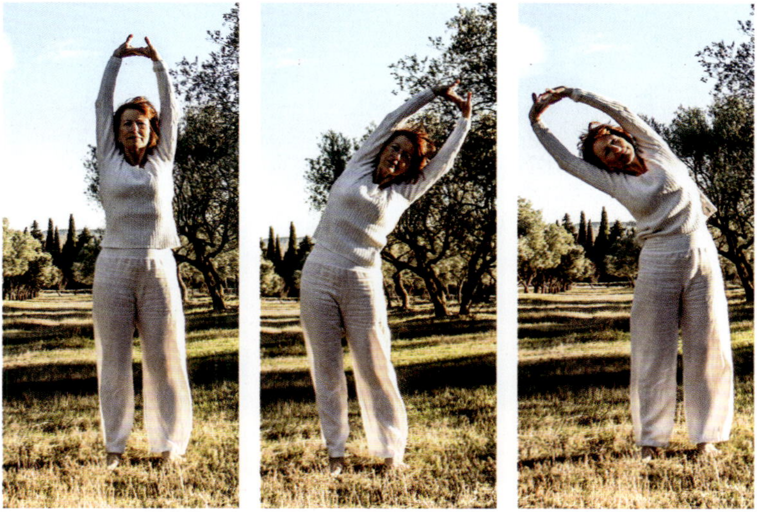

Tyriaka Tadasana ou le palmier qui se balance

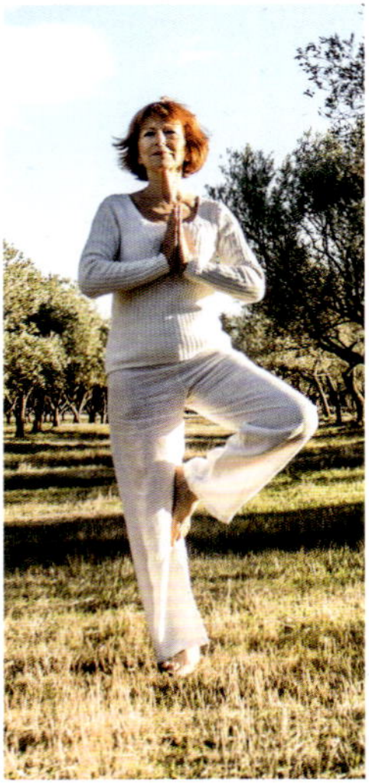

Eka Pada Pranamasana
ou équilibre

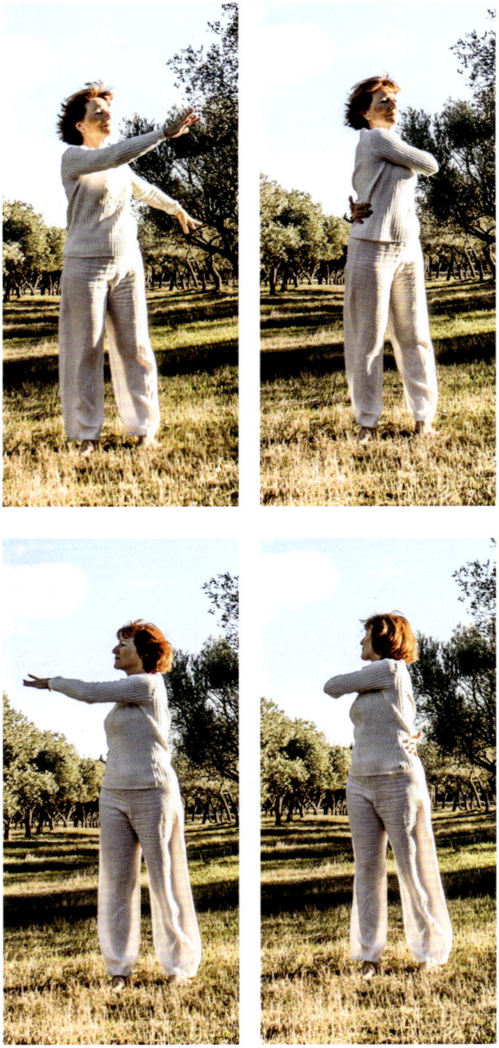

• Kati Chakrasana ou torsion

## La respiration

La respiration se fait en trois étapes.

**La respiration abdominale** est celle qui se fait par le ventre. Le ventre doit ressortir en poussant vers l'extérieur pendant l'inspiration. Puis en expirant par le nez, il se dégonfle. Cette respiration est très relaxante et prépare au sommeil ou à la méditation.

**La respiration thoracique.** À l'inspiration, l'air pénètre par le nez et remplit nos poumons. Le diaphragme s'abaisse et les muscles intercostaux se contractent afin d'enclencher le soulèvement de la cage thoracique. À l'expiration, le phénomène s'inverse avec le relâchement du diaphragme et des muscles intercostaux puis l'air ressort par la bouche.

**La respiration claviculaire.** Ce troisième type de respiration concerne le haut de la cage thoracique. À l'inspiration, l'air fait monter les deux os claviculaires mais les épaules ne bougent pas. Cette technique demande beaucoup d'efforts pour peu d'air inspiré, c'est la moins efficace pour régénérer le corps et les femmes sont plus nombreuses à l'utiliser. C'est également la technique de respiration des anxieux et des déprimés.

**La respiration complète** est donc l'adjonction des trois méthodes. Elle est utilisée en yoga ou en méditation. C'est celle qui procure le plus de détente.

même mouvement côté gauche. Vous sentirez alternativement l'air monter dans chacun de vos poumons.

- **Eka Pada Pranamasana ou équilibre** : Ancrez-vous dans le sol sur une jambe, relevez l'autre en l'appuyant sur le genou de celle qui est ancrée, mettez les mains en salutation, fixez un point devant vous et essayez de rester en équilibre le plus longtemps possible.
- **Kati Chakrasana ou torsion** : les jambes écartées de 50 cm, levez les bras à l'horizontal, paumes vers le ciel. Faites une rotation avec le buste, le bras droit s'enroule autour de la taille par derrière et la main droite s'appuie sur la hanche pendant que le bras gauche fait un mouvement vers la droite et la main gauche se pose sur l'épaule droite, en expirant. Revenez en position initiale et recommencez de l'autre côté. Les coudes doivent rester au même niveau que l'épaule. Faites ce mouvement à plusieurs reprises et de plus en plus vite en expirant par le nez fortement lors de chaque rotation.

### 2 Boire

Pendant le jeûne, il est important de boire jusqu'à 3 litres d'eau ou de tisane par jour. Pour compenser la perte d'eau que notre alimentation apportait, il est nécessaire de boire beaucoup plus que d'habitude. Cela aide aussi le corps à éliminer. De plus, si un tiraillement de l'estomac se fait ressentir, ou une insomnie, l'eau y remédiera.

Les tisanes du jeûne (si on souhaite stimuler les émonctoires, mais aussi détourner une partie de l'énergie de l'autolyse) :

- **Diurétiques** : pissenlit, queue de cerise, bourrache, coriandre, bruyère,
- **Dépuratives** : bourrache, romarin, sauge,
- **Troubles digestifs** : romarin, sauge, plantain, angélique, fenouil, achillée mille-feuille,
- **Troubles du sommeil** : tilleul, millepertuis, aubépine, houblon,
- **Maux de tête** : reine-des-prés, sauge.

Ne pas boire suffisamment peut provoquer chez certaines personnes des coliques néphrétiques. À l'occasion d'un jeûne que je supervisais, une des jeûneuses en a été victime 3 jours après sa reprise alimentaire. Malgré mon conseil, elle n'avait pas assez bu durant son jeûne de 8 jours, si bien que le calcul déjà présent n'a pu être évacué facilement. Après une prise en charge par un médecin, elle a été sommée de reprendre une hydratation correcte.
Une crise de goutte est aussi possible en cas de consommation insuffisante d'eau.

## 3 Sauna et hammam

**Le sauna :**

Il se pratique dans une cabine de bois dans une atmosphère très sèche.
Il stimule en particulier la peau, un des émonctoires. Les glandes sudoripares travaillent pour éliminer les déchets cristaloïdaux.
Cet émonctoire est résistant, important par sa surface et peut être sollicité avec bénéfice.
La sueur refroidit le corps en s'évaporant donc il n'y a pas d'élévation de la température corporelle (il ne faut aucune humidité dans le sauna afin d'éviter qu'elle ne se colle à la peau et empêche la sudation). Dès que la sueur commence à couler, elle ne refroidit plus le corps : il faut sortir du sauna et prendre une douche froide.
Dans un sauna, le cœur bat plus vite mais sa force de contraction n'augmente pas donc il ne se fatigue pas.

Cependant il existe quelques contre-indications qu'il convient de contrôler avec son médecin allopathe, à savoir toutes les pathologies cardiaques instables, les personnes ayant subi un AVC (accident vasculaire cérébral), un infarctus, une maladie coronarienne, un rétrécissement aortique.

Protocole du sauna en naturopathie :
1- prendre une douche chaude pour se préparer à la sudation.
2- se sécher.
3- se mettre dans le sauna 5 à 15 min (en fonction de sa sudation, mais sortir au bout de 15 min même sans avoir sué).
4- prendre une douche froide rapide et se sécher. La douche froide est un stress qui pousse les glandes surrénales à produire de l'adrénaline et donc provoque une vasoconstriction des vaisseaux, le corps réagit en produisant de l'énergie et en faisant du chaud.
5- s'allonger en se couvrant bien durant un temps double de celui dans le sauna, ainsi la sudation va continuer. Le temps de repos permet au corps de mobiliser les molécules toxiques. Le taux des métabolites du sang baisse après le 1er sauna et remonte après le temps de repos. Même chose pour le 2e sauna. Cela s'arrête après le 3e sauna. Si l'on fait un massage entre le 2e et le 3e sauna, il met en mouvement toutes ces molécules.
À noter : Si l'on boit pendant le sauna, l'eau

s'intègre au sang et est éliminée par la sueur avec les déchets du sang.
Si on ne boit pas, les déchets sont pris dans la lymphe. Dans le cas de pathologies lourdes où le sang serait déjà très chargé, le sujet doit s'hydrater[22].
6- recommencer ainsi à 3 reprises avec des temps de sauna et de repos plus longs.
Durant votre jeûne, vous pourrez pratiquer le sauna tous les jours selon votre envie. Attention à l'état de fatigue (je vous rappelle ma mésaventure qui me valut 2 coquards !).

### Le hammam

À la différence du sauna, il se pratique dans un lieu aux murs de faïence et dans une chaleur très humide. Ce sont surtout les glandes sébacées (bien que les glandes sudoripares travaillent autant que dans le sauna finlandais) qui vont travailler et permettre l'élimination des impuretés de la peau, notamment les cellules mortes et les toxines colloïdales.
Il est particulièrement conseillé en cas de bronchite, d'asthme ou de toux.
Il permet une grande détente musculaire et prédispose à un bon sommeil.
Commencez par la salle la moins chaude où vous resterez au moins 20 min, puis entrez dans la salle la plus chaude où vous resterez le temps que vous pourrez supporter. N'hésitez pas à vous arroser d'eau fraîche. Profitez-en pour vous savonner au savon noir et ensuite vous envelopper de rassoul humidifié afin d'avoir une peau douce.
Quand vous avez assez sué, passez la main sur vos jambes : une petite peluche grisâtre se forme. Vous êtes enfin prêt pour le gommage au gant de crin, ce qui stimule les glandes sébacées. Le hammam se pratique une fois par semaine.

## 4 Les enveloppements d'huiles essentielles

Pour les personnes qui ne transpirent pas ou ne supportent pas le sauna, les enveloppements d'huiles essentielles sont un bon moyen de relancer leur système sudoripare et de leur permettre ainsi d'évacuer les toxines cristalloïdes qui se logent en particulier dans les articulations sans recourir au sauna. Dans pareil cas, il est recommandé de préparer sa peau avant de jeûner pour obtenir une sudation correcte et procéder aux enveloppements plusieurs semaines avant le jeûne.

L'enveloppement consiste à enduire le corps d'un mélange composé d'huile végétale et d'huiles essentielles spécifiques puis à recouvrir le corps d'un drap d'enveloppement et d'une couverture chauffante pendant 30 minutes.
La chaleur entraîne la dilatation des pores de la peau et des vaisseaux sanguins pour permettre une meilleure assimilation des principes actifs des huiles essentielles et la rééducation de toutes les glandes sudoripares. L'enveloppement favorise une transpiration optimale sur toute la surface du corps et l'élimination des toxines (les acides) mises en circulation.
Il est en principe pratiqué dans les centres de jeûne ou de naturopathie[23].

## 5 Les massages

Le massage en naturopathie est une technique préventive et hygiénique qui permet une meilleure circulation des liquides et améliore les fonctions. C'est un bon

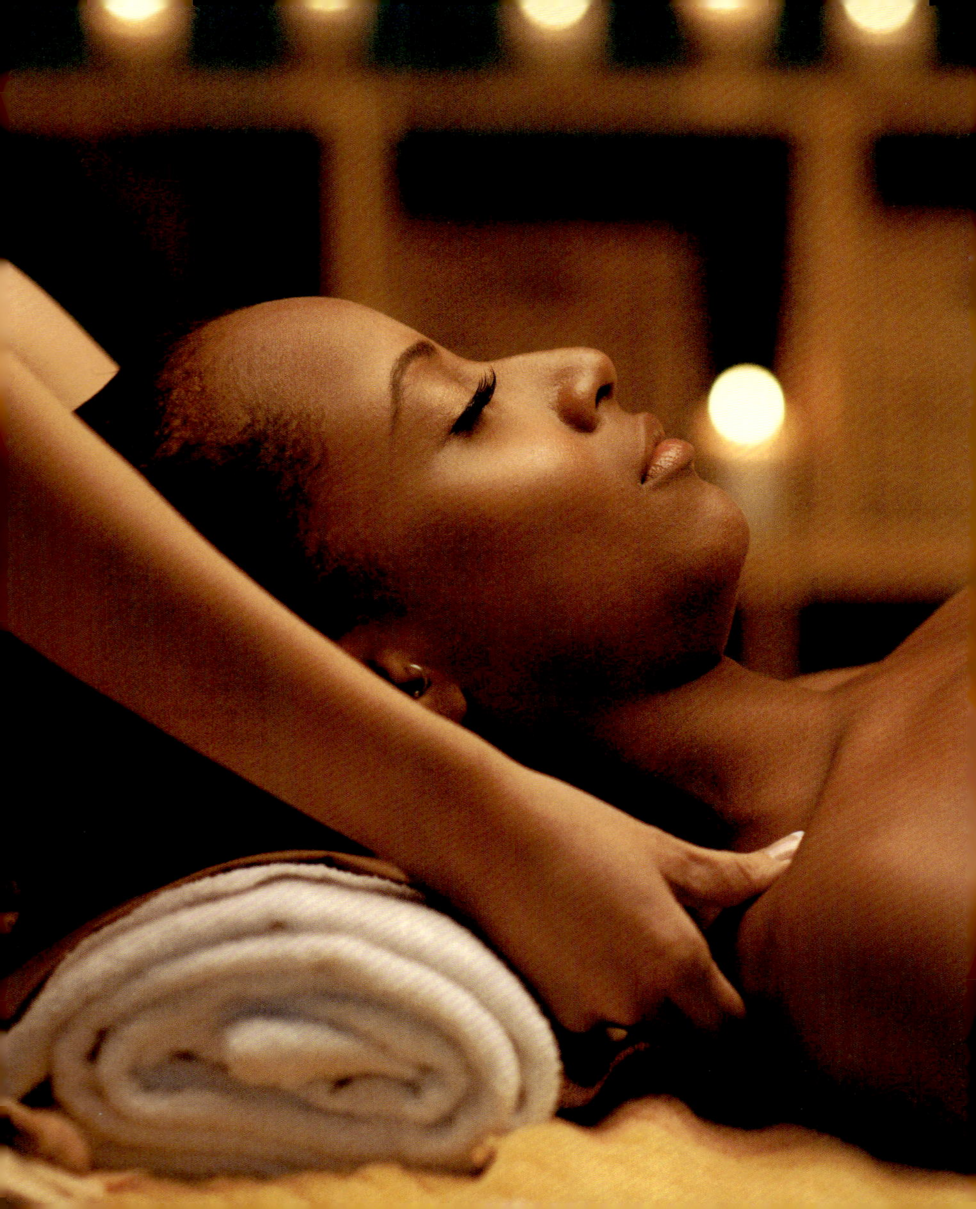

moyen de mettre en circulation les toxines car il favorise la circulation du sang vers les émonctoires. Il favorise aussi les échanges entre le sang et les cellules au niveau des capillaires sanguins.
Il améliore l'état de tous les tissus qui composent le corps (tissu conjonctif). Le tissu conjonctif peut être devenu un organe poubelle où se stockent les déchets (cellulite et fibrose). Le massage améliore son état en le chauffant et en l'agitant.

Le massage en naturopathie est le plus souvent énergique et énergétique.
Il existe d'autres types de massage qui sont un bon moyen de se détendre et notamment le massage aux pierres chaudes. Ce dernier est pratiqué au moyen de galets chauffés dans de l'huile chaude. La sensation est très apaisante.

On peut également faire appel à des techniques revitalisantes, notamment le shiatsu. Cette technique de massothérapie d'origine japonaise utilise le toucher pour ramener l'équilibre dans le corps et ainsi promouvoir la santé. Inspiré de la médecine traditionnelle chinoise, il vise à rétablir la circulation de l'énergie vitale, le qi, dans les zones du corps où elle est soit en manque, soit en excès. Il se pratique en exerçant une pression plus ou moins forte avec les pouces et les doigts, mais aussi avec les paumes, les poings, les coudes, les genoux et même les pieds, sur des points précis (les *tsubos*), situés le long des méridiens et régissant un organe ou une fonction spécifique.
Il est pratiqué par un professionnel.
Toutes ces techniques peuvent être pratiquées avant le jeûne mais bien sûr sont très intéressantes pendant le jeûne puisqu'elles vont soit aider à la mise en circulation des déchets qui seront donc plus facilement éliminés, soit permettre de se recharger en énergie et soutenir plus efficacement le nettoyage.

### 6 Les bains de siège et les bains dérivatifs

À la ferme de « Gratte Semelle » durant le jeûne, j'ai mis en place les bains de siège.
Confortablement installés dans des bassines d'eau fraîche, sous le micocoulier

## La grotte de sel (halothérapie)

Si le centre où le jeûne a lieu en possède une, cela peut être une très agréable façon de se relaxer et de se charger en énergie.
Les bienfaits des cures réalisées dans les grottes de sel sont attribués à la présence dans l'air ambiant de minéraux, oligoéléments et ions négatifs réputés pour leurs effets apaisants et dynamisants : magnésium, potassium, iode, sélénium, calcium, fer, zinc, cuivre, chrome, fluor, lithium, silice, phosphore, brome, aluminium, vanadium, cobalt...

face aux oliviers et la chaîne bleue des Alpilles, les jeûneurs méditent, tout en trempant leur séant dans une eau fraîche qui relance les circulations autour du centre digestif, stimule le complexe intestin grêle et côlon, et désincruste les déchets de la zone basse.

Les bains dérivatifs (soit sur un bidet, on passe de l'eau fraîche sur les deux aines, soit par les poches de gel Yokool de France Guillain[24]) rafraîchissent le périnée, font baisser la température corporelle et relancent les circulations du centre digestif et génital. Ils réduisent aussi la température et l'état inflammatoire.

### H Les effets du jeûne (les bénéfices constatés)

#### 1 Le jeûne hydrique

- **Nettoyage des toxines et fonte des graisses inutiles** dans lesquelles sont stockés les déchets.

Selon France Guillain[24], « les graisses fluides, dites brunes, sont indispensables pour la protection contre la chaleur et le froid, l'énergie, les réserves, la fonction hormonale, le transport des cellules-souches adultes capables de réparer tous nos tissus. Ces graisses ont aussi deux fonctions de nettoyage. Les graisses épaisses au contraire (jaunes et blanches floconneuses) sont des graisses de mauvaise qualité dues à des aliments dénaturés et à une mauvaise mastication. On les trouve essentiellement chez les humains ayant une mauvaise hygiène de vie. Elles doivent être expulsées par les graisses fluides. »

- **Perte de poids importante du foie** en raison de la perte du glycogène et de la graisse.
- **Rajeunissement de la peau** :

Disparition des taches et défauts, des fines rides car la circulation du sang est améliorée.

Selon Shelton[25] : « ce qui revient à dire que l'amélioration de la peau reflète l'amélioration qui a lieu à l'intérieur du corps. »

Pour ma part, lors de mon premier jeûne, j'étais dotée d'une dizaine de verrues plantaires que rien n'avait pu faire disparaître (lait de figue, neige carbonique, laser...) malgré des séances répétées et douloureuses. En 8 jours, elles disparurent définitivement.

- **Effets positifs sur les dents** :

Le Dr Shelton a observé notamment la

### Le glycogène

Ce polysaccharide (forme de glucide composé d'un certain nombre d'oses) est la forme sous laquelle les glucides sont stockés dans l'organisme, notamment dans le foie où ils constituent une réserve très importante. Le glycogène est décomposé en molécules de glucose qui alimentent le corps quand il a besoin d'énergie, il est mobilisable très rapidement.

## Les radicaux libres

Nos électrons vont par deux. Il arrive, sous certaines conditions, que l'un disparaisse. L'électron solitaire devient un « radical libre » et essaie alors de s'accoupler à une autre molécule qu'il va oxyder. L'oxydation est un processus normal de l'organisme produite par l'activité même de nos cellules. En principe ce phénomène est immédiatement contre-attaqué par nos antioxydants produits tout aussi naturellement par notre organisme. Ce qui permet de maintenir un équilibre. Cependant en vieillissant ou à cause de facteurs extérieurs tels que notre mauvaise hygiène de vie ou l'environnement, l'équilibre bascule et notre organisme est plus oxydé que la normale. Cela s'appelle l'oxydation radicalaire ou stress oxydatif.

disparition des caries et le renforcement des dents branlantes qui se refixent dans leur alvéole.

- **Meilleure cicatrisation :**

Selon Christophe Vasey[26]: « Il est en effet courant d'observer au cours d'une diète que contre toute attente, des vieilles blessures se cicatrisent, des fractures mal soudées se consolident, des plaies ou des ulcères se referment, que des lésions se guérissent. »

Cette régénération tissulaire est due à deux facteurs. D'une part, les substances nécessaires sont mises à disposition grâce à l'autolyse. Mais ce facteur n'est pas suffisant pour expliquer le phénomène, car lors d'une alimentation normale ces substances sont aussi fournies par les aliments. Il y a donc autre chose.

D'autre part, lors de la diète, le corps se débarrasse progressivement de ses déchets et facilite ainsi le transport des substances jusqu'aux cellules, lieu de leur utilisation. Avant la diète, les plaies et les lésions baignent dans un terrain saturé de déchets, donc une sorte de marécage qui bloque les voies d'accès aux cellules. Au cours de la diète, cet obstacle est levé grâce à l'élimination des toxines : les minéraux et les vitamines peuvent à nouveau être acheminés vers les régions lésées pour les régénérer.

- **Les radicaux libres sont neutralisés puis éliminés.**
- **Les sens sont améliorés** (goût, vue, ouïe).
- **Les réactions immunitaires** sont renforcées.
- **Amélioration très nette chez les sujets atteints de polyarthrite rhumatoïde.**
- **Régénération de l'estomac** : l'estomac distendu reprend son volume normal, les ulcères guérissent, l'inflammation se calme.
- **Purification du sang**
- **Rajeunissement des tissus** par élimination des tissus malades, endommagés.
- **Nettoyage des vaisseaux,** des cellules, des liquides interstitiels.
- **Disparition des cristaux d'acide urique.**
- **Perte de poids** : les personnes obèses ou du moins en surcharge de poids, non

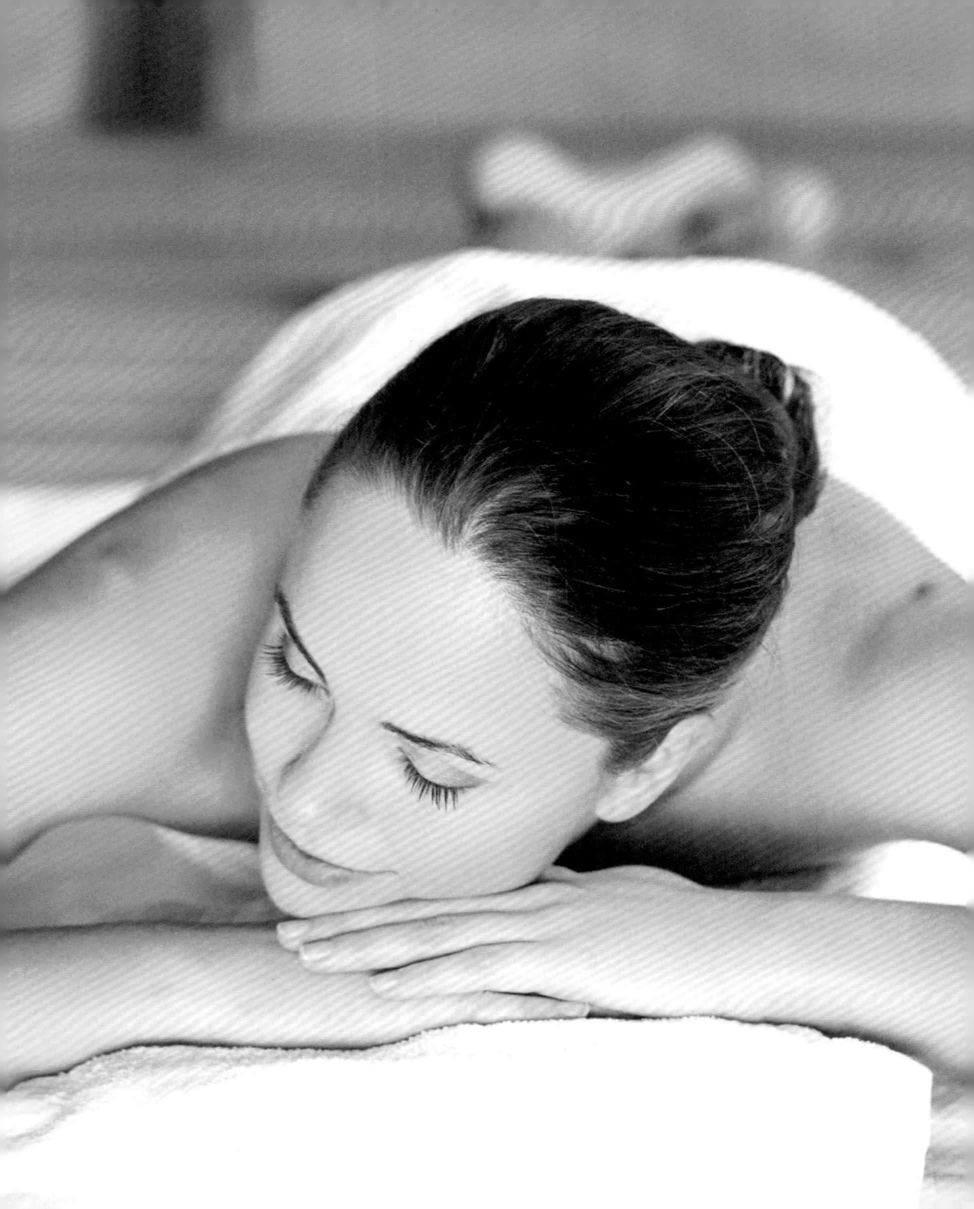

seulement perdront beaucoup de poids mais le plus souvent retrouveront un poids stable car réguleront ainsi leur boulimie et leur système endocrinien.

La perte de poids varie d'une personne à l'autre. Les femmes et les hommes perdent différemment du poids selon l'observation de nombreux jeûnes par Nicole Boudreau. La moyenne est de 10,2 kg pour un homme en deux semaines de jeûne et de 7,7 kg pour une femme sur la même durée[27].

**- Arrêt du tabac possible :**

Nicole Boudreau[27] a supervisé de nombreux jeûnes. Certains de ses jeûneurs avaient pour objectif de cesser de fumer. Elle parle de l'un d'eux qui était très addict au tabac au point de fumer au lever pour se réveiller et arrêter la toux creuse qui le secouait, fumer la nuit pour calmer ses angoisses nocturnes jusqu'au jour où il prend conscience, par le choc psychologique du décès de son frère, qu'il courait un grave risque de santé mais il était incapable de s'imposer l'arrêt du tabac. .

La détoxination à la nicotine irrite le système nerveux et peut troubler le sommeil pendant le jeûne. La crise curative fait apparaître des remontées d'haleine très amères et surtout chargées de goût de nicotine, tout à fait écœurantes. Puis à l'issue du jeûne, la simple idée de fumer a disparu.

## 2 Le jeûne sec

Selon PV Marchesseau[28], « le sang, sous l'effet de la cure et par évaporation pulmonaire et cutanée, perd peu à peu de son eau (la soif alors se fait sentir, son but étant de rétablir le volume sanguin). Lorsqu'on ne boit pas, la lymphe porteuse d'eau se déverse plus activement dans le sang et le "réhydrate" en quelque sorte. Elle peut se déverser dans le sang à raison de 5 litres par 24 heures (alors qu'en temps normal, elle ne déverse qu'un litre).

Ce faisant, elle s'épure de ses viscosités, lesquelles vont en suivant la voie sanguine, aux émonctoires prévus pour cela, c'est-à-dire au foie et aux glandes sébacées, normalisant les activités des "muqueuses de secours" (poumons, etc.). »

En résumé : un jeûne humide et des tisanes sont déconseillés pour une bronchite colloïde, mais un jeûne sec et de la chaleur sèche (sauna) sont idéaux.

À l'inverse pour un rhumatisme articulaire (cristalloïde), il faudra un jeûne humide et une chaleur humide.

## I LA FIN DU JEÛNE OU QUELLE DURÉE DU JEÛNE ?

Le jeûne est une technique et une philosophie de vie. Philosophie de vie qui nous entraîne à l'ascèse et l'intériorisation.

Notre organisme, comme je l'ai précédemment indiqué, est préparé au fil du temps soit par des restrictions alimentaires ponctuelles ou régulières, soit par diminution calorique, ou quantitative, telles que les monodiètes, puis des jeûnes brefs de 24 heures. La répétition des jeûnes et leur allongement entraînent une totale désintoxication pour arriver finalement au jeûne libérateur de la santé.

Selon Alain Rousseaux, le principe est que l'on doit cesser de jeûner lorsque la faim revient et que la langue reprend sa couleur rose. Cela signifie qu'à ce moment-là l'élimination des toxines est arrivée à son terme.

En effet la langue et l'haleine sont deux « miroirs » qui permettent de contrôler la nécessité d'un jeûne, son efficacité et sa durée. Si la langue se couvre d'un épais vernis blanchâtre, une cure de jeûne et de désintoxication s'impose[28]. Se pose alors la question de la durée du jeûne. En effet, il n'est pas aisé de programmer un jeûne dans notre vie professionnelle sans en prévoir la durée. Une durée de 8 jours par an est tout à fait correcte. Surtout si, entre deux jeûnes, notre vie quotidienne respecte les règles d'hygiène vitale et que nous poursuivons le nettoyage et la mise au repos régulière du système digestif par une monodiète ou un jour de jeûne hebdomadaire. Grâce à un pareil respect, le jeûne suivant reprendra son travail là où il l'avait laissé, du fait qu'il n'a pas de nouvelles surcharges de toxines.

En revanche, un jeûne ayant des effets de désencrassement ne peut être inférieur à 5 jours afin de permettre à l'élimination de faire son œuvre à partir du troisième jour et que le nettoyage se poursuive au moins 2 jours.

**Le jeûne ou repos digestif de courte durée.**

Cela n'empêche pas des jeûnes de courte durée de 1 à 3 jours afin de mettre le système digestif au repos et réparer le tube digestif.

Selon PV Marchesseau[28], « les jeûnes courts et répétés autolysent et drainent mieux l'organisme qu'un jeûne long exceptionnellement fait au cours d'une vie. »

## J LE RETOUR À L'ALIMENTATION

C'est un moment très important car un retour brutal à l'alimentation peut avoir des conséquences graves. En effet l'estomac a cessé de produire des enzymes digestifs pendant cette période, et il doit se remettre en fonction.

La façon dont la reprise alimentaire s'effectue a une importance capitale pour parachever la réussite de la cure, spécialement chez les sujets délicats du côté des voies digestives. En particulier si le jeûne a été long.

La période de retour sera aussi longue que le jeûne.

N'oublions pas que durant le jeûne, l'intestin s'est mis au repos, donc il n'existe plus de péristaltisme (contraction musculaire de l'intestin permettant la progression des matières). Excepté pour ceux qui ont eu des selles spontanées, provoquées par la sécrétion de bile à laquelle s'ajoutent les cellules intestinales mortes et du mucus sécrété par l'ensemble des muqueuses qui peuvent véhiculer des toxines.

« Il faut se rappeler que l'organisme est en pleine crise de nettoyage et qu'il y a lieu de procéder graduellement avec l'absorption des aliments. En effet le nettoyage et la rénovation cellulaires continuent pendant plusieurs jours. Cela peut s'observer dans les urines du matin à la suite de la reprise alimentaire. On y retrouvera encore de forte quantité de boue d'acide urique et de sels usés qui sont éliminés par les reins. » (Dr E. Bertholet[29])

La veille de la reprise alimentaire, prenez quelques pruneaux macérés dans de l'eau et mélangés avec un peu de graines de lin mixées afin de remettre en fonction le système digestif et le péristaltisme.

Puis faites une reprise graduelle en intégrant d'abord des légumes cuits de type potage, velouté, ou bien des jus de légumes crus en évitant les légumes agressifs comme le radis noir. Surtout ne prenez

pas de miel à jeun qui provoquerait des brûlures d'estomac à cause de son acidité. Et surtout beaucoup de fruits : bananes, kiwis, mangues, pêches, etc.
Puis des légumes crus, salades vertes, carottes, betteraves...
Ajoutez-y peu à peu des protéines telles qu'œuf coque, fromage blanc, amandes, noix.
Si le jeûne a été supérieur à 8 jours, il convient de recréer le microbiote (flore intestinale) par des probiotiques et prébiotiques (selon l'OMS, l'Organisation mondiale de la Santé, un aliment dit probiotique contient des micro-organismes vivants qui, ingérés en quantité suffisante, exercent des effets bénéfiques sur la santé de l'hôte).

**Les probiotiques** sont naturellement présents dans les yaourts, le lait fermenté, le kéfir, la choucroute crue, la levure de bière, le pain au levain, les olives, le pollen frais congelé.

**Les prébiotiques** jouent un rôle différent bien que tout aussi important. Ils représentent une source sélective de nourriture pour les bactéries intestinales, et plus précisément pour les bonnes bactéries.
Les prébiotiques sont des sucres, comme la cellulose, le lactose, des galacto-oligosaccharides, et surtout l'inuline. Ils sont fermentescibles et résistants lors de leur passage dans l'estomac et l'intestin grêle, avant d'arriver dans le côlon, leur destination finale où ils servent d'engrais aux bactéries en développement.
En ingérant des prébiotiques, on peut donc contrôler la population bactérienne, c'est-à-dire rééquilibrer la flore intestinale en favorisant la prolifération des bonnes bactéries au détriment des mauvaises. Selon le professeur Joyeux, « les fibres des fruits et légumes sont celles qui nourrissent les "bonnes" bactéries intestinales et les aident à se reproduire. Ce sont des "glucides" ou sucres complexes naturels, bien différents des sucres simples ou raffinés néfastes pour la santé. Ces glucides complexes ne sont pas digérés par le tube digestif haut, mais beaucoup plus bas dans le gros intestin, particulièrement dans le côlon droit (caecum et côlon ascendant). Ils ne sont donc pas assimilés par les humains et ne sont pas sources d'énergie pour nos cellules, mais bien pour les bactéries de notre flore intestinale.
Parmi les sucres complexes présents dans les végétaux, on trouve la cellulose qui est un glucide non assimilable, donc fait partie de la catégorie des fibres.
Il existe deux types de prébiotiques :
- les fibres dures à savoir les crudités (si vous les supportez mal, privilégiez les jus de légumes crus),
- les fibres solubles à savoir les gommes (par exemple la gomme de guar extraite d'une légumineuse, qui va permettre l'épaississement d'une boisson, elle est sans gluten), les pectines (pommes), les mucilages, les algues. Le mucilage est formé par des substances végétales, constituées de polysaccharides, qui gonflent au contact de l'eau en prenant une consistance visqueuse par exemple psyllium, les graines de lin.
S'il arrive que la reprise alimentaire entraîne des douleurs de l'intestin lors de sa remise en fonction voire une constipation, il est nécessaire de réensemencer l'intestin. Attention, en cas d'utilisation de pro-

biotiques en gélule, privilégiez les souches humaines et non animales.

### K LE JEÛNE THÉRAPEUTIQUE

Il est une réponse efficace à certaines maladies diagnostiquées par la médecine allopathique mais il doit être encadré médicalement. Il ne relève donc pas de la naturopathie et il ne doit en aucun cas être entrepris seul.

Il s'est révélé efficace dans les maladies chroniques ainsi que dans les maladies aiguës (qui pour celles-ci sont suivies par le naturopathe).

Les maladies concernées :

#### 1- Le cancer

Bien évidemment cette maladie ne relève pas du naturopathe, mais il pourra accompagner le malade par une amélioration de son terrain.

Selon le Docteur Pierre Delahousse (Congrès planète quantique de novembre 2014), le biotope du cancer est alcalin alors que celui des cellules saines est acide.

Lorsqu'on est atteint d'un cancer, il faut donc se mettre en acidose. Pour cela, il faut maigrir, d'où la nécessité de jeûner si les conditions vitales et physiologiques le permettent.

Selon le Dr Delahousse, il est nécessaire de perdre 3 % de son poids.

Le Docteur Jean-Pierre Willem (Congrès planète quantique de novembre 2014) rejoint le Docteur Pierre Delahousse sur cette analyse et considère également que le cancer ne peut se développer en milieu d'acidocétose alors que l'alcalose contribuerait à son développement.

Le chercheur américain Walter Longo[30] (University of southern California de Los Angeles) a étudié et démontré les effets du jeûne sur les cellules. Après avoir testé sur les cellules de levure en les mettant à la diète, il a continué ses recherches sur les souris.

Il a ensuite orienté ses recherches sur l'association du jeûne et de la chimiothérapie qui s'est révélée plus efficace dans ce cas.

Après deux jours de jeûne, des animaux de laboratoire supportent trois à cinq fois la dose « normale » de chimiothérapie utilisée contre le cancer sans subir d'effets secondaires. Sans le jeûne, cette dose serait a priori mortelle.

Walter Longo affirme : « Après deux jours de jeûne, les cellules saines sont dans un mode "haute protection" que les cellules cancéreuses ne peuvent enclencher. »

De courageux malades ont voulu tester :

## La dysbiose

Ce déséquilibre du microbiote de l'intestin se manifeste par des gonflements, une irrégularité du transit intestinal, des putréfactions (en cas de consommation de protéines) entraînant des flatulences malodorantes et une mauvaise haleine, des fermentations (en cas de consommation de sucres, glucides simples tel le pain fait de farine blanche, le sucre blanc, fruits après le repas) qui peut entraîner des constipations ou des colites.

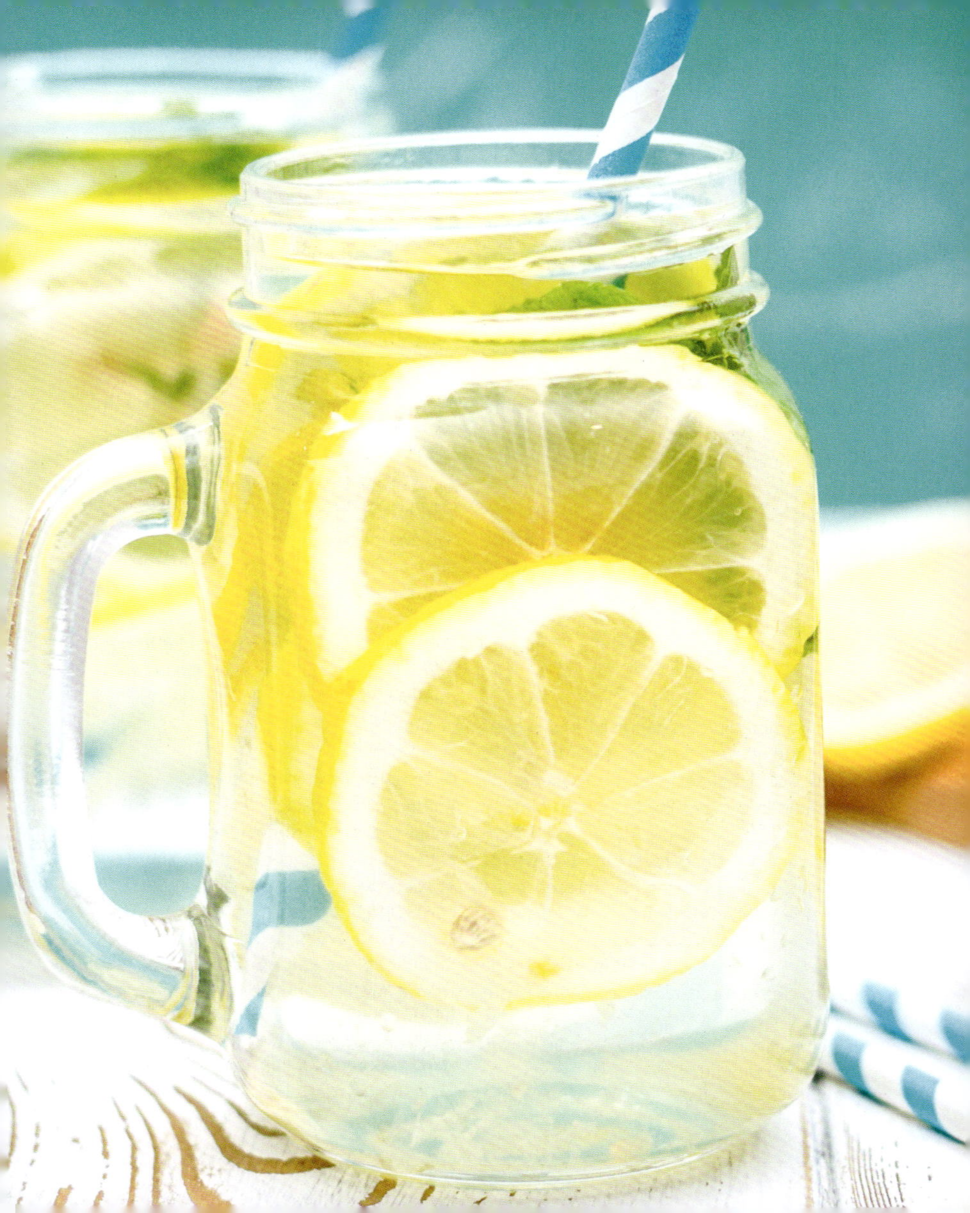

un jour de jeûne avant la chimio, puis deux, voire trois. À chaque fois, les effets secondaires ont baissé. L'équipe de Los Angeles a ainsi pu réunir 25 témoignages (dont trois venant de France). Il s'est avéré que la meilleure formule pour l'homme est trois jours de jeûne à l'eau avant la chimio, et un jour après.

### 2- Les problèmes rénaux : affections rénales, coliques néphrétiques, calculose, néphrite

Un jeûne sec de 24 à 36 heures puis la consommation de 2 à 3 litres d'eau pure en 2 à 3 heures sont préconisés. L'eau pure entraîne les sels dans l'urine. Parfois les sables et les calculs sont solubilisés et rejetés. Il est recommandé de prendre concomitamment un bain chaud afin de dilater les voies urinaires (uretère et urètre) et permettre l'évacuation des lithiases (calculs) plus facilement et moins douloureusement.

### 3- Le diabète

De nombreux cas de diabétiques guéris sont relevés. Ils sont d'ailleurs traités dans des cliniques du jeûne en Allemagne comme la clinique Buchinger, ou bien en Russie.

Dans le cas du diabète de type 2 (baisse de l'efficacité de l'insuline), la mise en route d'un jeûne fait immédiatement baisser le taux de glucose du sang, ce qui met au repos le pancréas, et permet aux cellules de retrouver une sensibilité normale à l'insuline.

Bien sûr, le jeûne doit être encadré par un médecin allopathe.

### 4- Les maladies nerveuses

Ces maladies, comme l'épilepsie ou la schizophrénie, ont souvent pour origine une dysbiose intestinale et un empoisonnement lié au passage des toxines jusque vers le cerveau.

Bien sûr un jeûne permettra de remettre l'intestin en bon état. Mais il faudra ensuite que l'alimentation soit hypotoxique.

### 5- La sclérose en plaques

Shelton a constaté une nette amélioration voire une disparition totale de la sclérose en plaques, dès lors qu'elle est prise en charge à ses débuts.

En effet, on part du principe que toutes les maladies naissent dans l'intestin. Si bien qu'une modification radicale de son hygiène de vie et donc de l'alimentation peut améliorer le dysfonctionnement et le jeûne (sous assistance médicale) est un des moyens de remettre en état un intestin en dysbiose qui laisse passer les toxines dans le sang et la lymphe. Le Docteur Catherine Kousmine[31] a, elle-même, observé ce phénomène.

### 6- La polyarthrite rhumatoïde

Il s'agit d'une maladie lésionnelle qui ne relève pas de la compétence du naturopathe mais les effets positifs du jeûne ont été constatés.

Le Dr Otto Buchinger[32], médecin allemand connu pour avoir popularisé le jeûne thérapeutique en Europe de l'Ouest, a lui-même, fait l'expérience du jeûne réparateur. Atteint d'une polyarthrite rhumatoïde liée à une infection, il a dû, en 1917, quitter la Marine dans laquelle il était mobilisé en pleine Première Guerre mondiale. Aucune des solutions de la médecine conventionnelle de l'époque ne lui apportait la moindre amélioration. Il se lance alors dans un jeûne supervisé par l'un de ses confrères, le Dr Riedling.

Alors qu'il était presque immobilisé, le jeûne a soulagé ses peines et permis de retrouver toute son énergie. Il a consacré celle-ci à développer une méthodologie du jeûne que la clinique qu'il a fondée – et qui porte son nom – continue à proposer aujourd'hui à ses patients.

## 7- Les tumeurs bénignes, kystes, fibromes

Ils se résorberont en tout ou partie selon leur taille et l'état d'encrassement de la personne. En effet, le corps choisit lui-même les organes qu'il va d'abord nettoyer, et qui ne seront pas forcément le kyste dont l'on veut se débarrasser.

## 8- Fractures et cicatrisation

Il a été clairement observé que le jeûne accélère la consolidation des fractures (pour peu que celles-ci soient en outre exposées au soleil) et la cicatrisation (le miel de thym que l'on badigeonne dessus accélérera encore plus le processus).

## 9- Les maladies aiguës

Celles-ci relèvent de la naturopathie. Il s'agit essentiellement des maladies infantiles. L'enfant naturellement ne voudra pas s'alimenter et c'est bien car son corps se consacrera à sa guérison.

Le premier signe de la maladie est le manque d'appétit, dû à l'incapacité de digérer et d'utiliser la nourriture. Seul le repos et un peu d'eau sont nécessaires.

Dans ce type de maladie, l'organisme détourne l'énergie de la fonction digestive (arrêt des sécrétions) au profit des fonctions d'élimination. Il ne faut donc surtout pas insister pour faire manger l'enfant. En effet, tout l'organisme est engagé dans le travail d'élimination des toxines, et non dans celui d'assimilation de la nourriture. Dès lors, il est parfaitement naturel que le corps se rebelle contre la nourriture, ce qui peut entraîner des vomissements, une haleine fétide, la langue chargée, l'excrétion de mucus, des décharges nauséabondes, constipation ou diarrhée.

Lorsqu'il a une forte vitalité, le corps déclenche de lui-même l'autolyse. C'est le cas des maladies infantiles avec fièvre et éruption cutanée.

En laissant le corps s'auto-guérir sans apporter de matière, le germe n'a plus de quoi se nourrir et est donc moins virulent. Le système immunitaire peut donc l'éliminer plus facilement.

Les enfants affectés de maladies infantiles retrouvent la santé physique et mentale par :

- un nettoyage organique
- une poussée de croissance
- une évolution psychologique

## 10- Quelques maladies anciennes

### La tuberculose

Le Dr Shelton[33] a observé que « les poumons retirent le plus grand profit du jeûne, cela a été démontré par leur guérison de maladie telle que la tuberculose. »

### La syphilis

Selon Shelton[33], « le long jeûne authentiquement contrôlé que fit Ulrich Von Hutten et qui fut suivi d'une guérison complète de la syphilis, est connu de tous les étudiants de l'histoire médicale. »

# Jeûne et dénutrition Carence

## CARENCE EN VITAMINES, MINÉRAUX, OLIGOÉLÉMENTS

Shelton[33] a constaté que jamais d'état de carence voire de maladie de carence n'apparaissait durant les jeûnes même prolongés. Il a été observé que l'on meurt plus rapidement si on essaie de vivre d'aliments ne contenant plus qu'un ou deux éléments nutritifs que si on s'abstient totalement de nourriture car le corps se nourrit de ses réserves accumulées et de ses tissus les moins vitaux. Un jeûne judicieux est nettement bienfaisant dans les cas de « maladies de carence ».

Quand le corps jeûne, il contrôle facilement l'utilisation et la perte de ses réserves, utilisant certaines d'entre elles de façon comparativement rapide, tandis qu'il conserve, préserve et redistribue les autres. De cette manière, l'équilibre chimique est maintenu et aucune maladie de carence ne se produit, aucun organe n'est lésé.
Alors qu'un régime déséquilibré ou inadéquat tend à déséquilibrer la chimie corporelle. Cela a été constaté lors des famines, au cours desquelles des maladies telle que la cécité, la folie, le rachitisme… étaient générées par le déséquilibre alimentaire.

La dégradation des protéines musculaires fournit à l'organisme des vitamines, des minéraux et des oligoéléments. Le foie qui est un important réservoir de vitamines participe aussi au maintien de l'équilibre minéral et vitaminique.

## INANITION

L'inanition est l'état d'épuisement de l'organisme causé par le manque de nourriture. Or le jeûne ne doit pas arriver à ce stade-là. Puisque le jeûneur doit s'arrêter au plus tard lorsqu'il ressent une sensation de vraie faim.

De plus lorsque le jeûne est encadré par un naturopathe ou un médecin, ce stade ne peut être atteint. L'inanition arrive à ceux qui font la grève de la faim jusqu'à la mort.

Shelton[33] : « Aussi longtemps que durent les réserves nutritives du corps, l'individu qui s'abstient de nourriture jeûne. Quand cette réserve a été utilisée à tel point qu'elle n'est plus capable d'entretenir les fonctions de la vie, la prolongation de l'abstinence devient dangereuse ; l'inanition commence. C'est seulement une fois que ce point a été atteint qu'un dommage réel est subi par les organes vitaux et leurs fonctions. En règle générale, dans des conditions ambiantes convenables, on peut jeûner des semaines, et/ou même des mois, avant que le point d'inanition ne soit atteint. »

# 5 Le jeûne une nécessité spirituelle

## A LE JEÛNE DANS LES RELIGIONS

Le jeûne est le plus souvent associé aux pratiques religieuses.
Le christianisme, le judaïsme et l'islam ont cette pratique en commun.
Les catholiques pratiquent le Carême, les musulmans, le Ramadan et les hébraïques, le jeûne de Yom Kippour.
Moïse, Jésus, Mahomet ont jeûné dans le désert.

### 1- Le jeûne dans les religions chrétiennes

Jésus-Christ pratiquait le jeûne. Il semble qu'il appartenait à la secte des Esséniens dont la pratique alimentaire, sans viande animale excepté le poisson, intégrait le jeûne.
Marc (9.15-29) rapporte la guérison par Jésus d'un épileptique en lui prescrivant un jeûne : « cette espèce de démons ne peut sortir que par la prière et le jeûne ».
Selon l'évangile de Jésus-Christ par le disciple Jean, lequel rapporte les paroles de Jésus : « Régénérez-vous et jeûnez. Car je vous le dis, en vérité, Satan et ses suppôts ne peuvent être chassés que par le jeûne et la prière. Retirez-vous à l'écart et jeûnez pour vous-même, ne montrant à personne que vous jeûnez. Le Dieu vivant le verra et grande sera votre récompense. Et jeûnez jusqu'à ce que Belzébuth et tous ses démons s'enfuient de vous, alors les anges de notre mère la terre viendront en vous et vous serviront... Jeûnez et priez avec ferveur, en recherchant pour votre guérison la force du Dieu vivant. Évitez tous les hommes tant que vous jeûnez et recherchez les anges de notre mère la Terre, car qui cherche trouve. » Ainsi, selon Jésus, on obtient une purification complète du corps et de l'esprit par le jeûne, loin des hommes et proche de la nature.
Les fondateurs des religions étaient des hygiénistes (prêtres, médecins et architectes). Ils intégrèrent le jeûne dans les

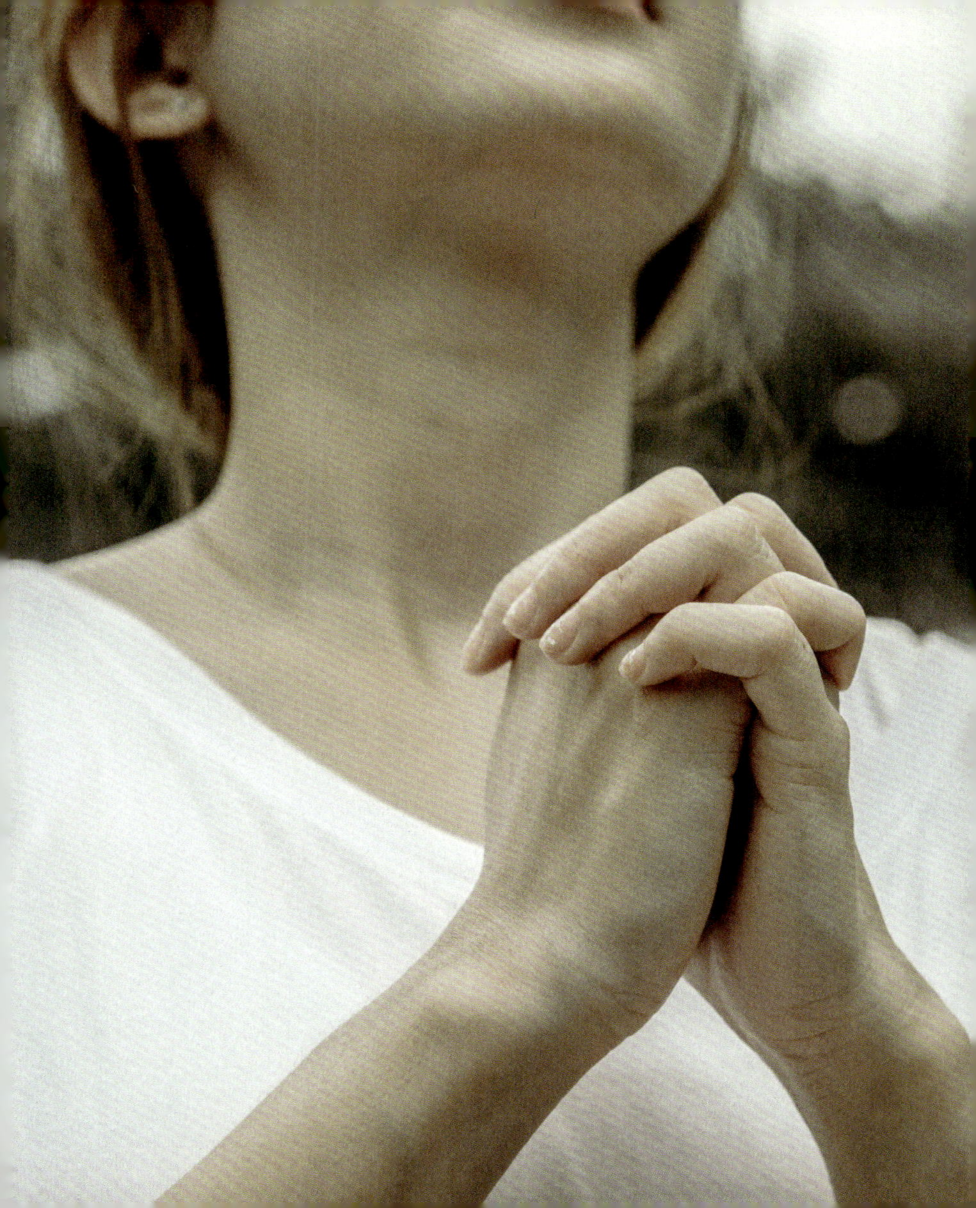

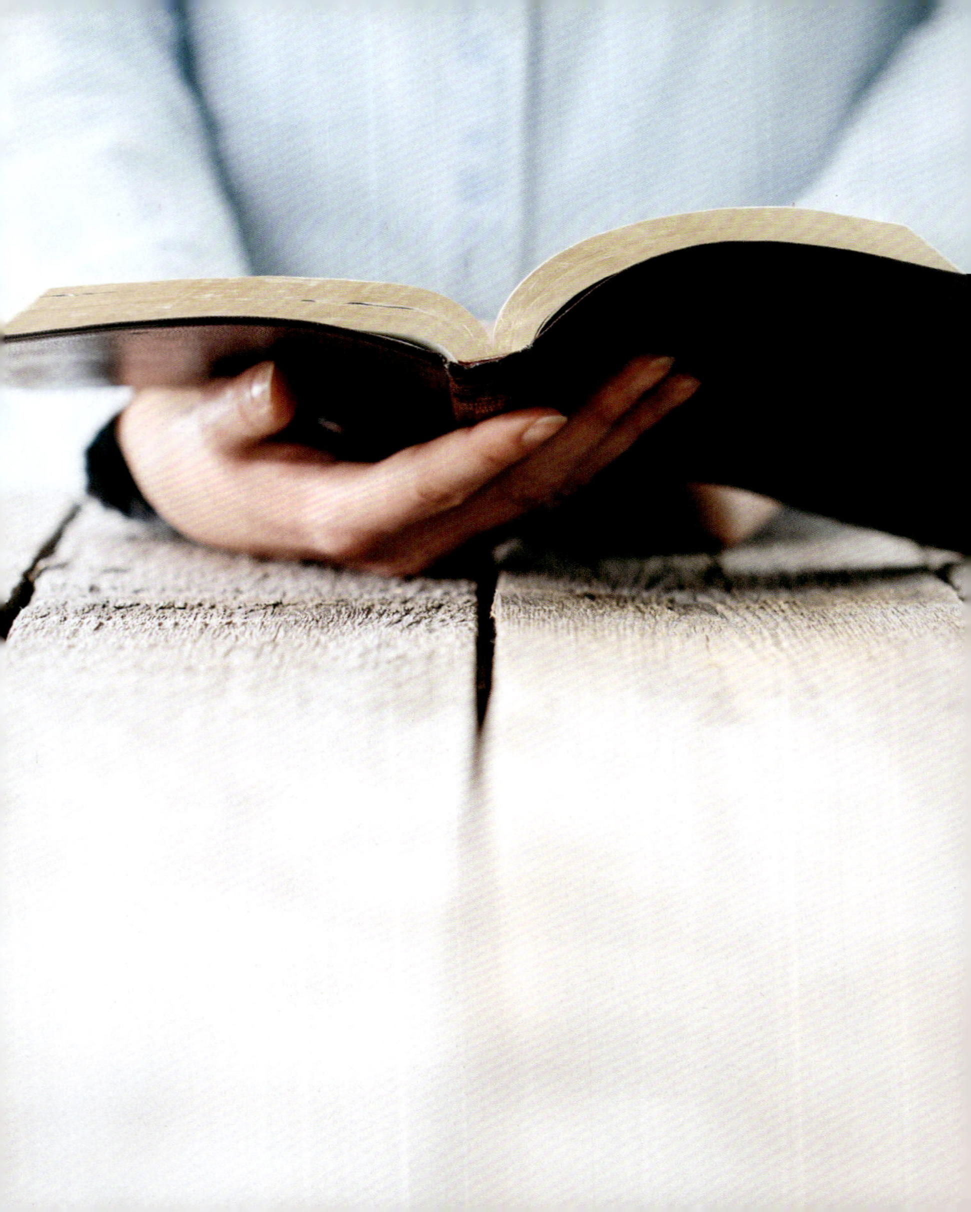

prescriptions des rituels pour la purification physique et morale.

### 1.1 La religion orthodoxe

Selon Jean-Claude Larcher, prêtre orthodoxe, interviewé sur France Culture en avril 2016, le jeûne est accompagné de la prière et du repentir.

Ainsi dans le *Livre de la genèse*, selon le prophète Isaïe : « La nourriture terrestre ne rassasie que pour un temps. »

Le jeûne est un temps d'attente de la résurrection du Christ. Il contribue à recentrer l'homme. C'est un temps de préparation, de pénitence, de purification et d'affrontement spirituel contre la tentation. C'est un temps de renouveau.

Pour les orthodoxes, la durée du jeûne est liée à l'histoire biblique.

Ces périodes préparatoires peuvent aller jusqu'à 40 jours pour rappeler :

- le jeûne du Christ pendant 40 jours dans le désert,
- les 40 jours du déluge,
- les 40 jours ayant précédé le jour où Moïse a reçu les Tables de la Loi.

Il en va de même pour les périodes de jeûne :

Le jeûne précède :

- Pâques
- Noël (l'avent)
- La fête de Saint Pierre et Paul (à partir de la Pentecôte)
- La fête de la mère de Dieu (15 jours avant)
- Certains jours isolés, la veille des fêtes
- Tous les mercredis et vendredis de l'année
- Le jeûne eucharistique (avant la communion qui est donnée lors de la messe) : c'est un jeûne total qui doit commencer la veille au soir.

Dans l'Église roumaine, ce jeûne est de 4 jours.

Et pendant le Grand Carême précédant Pâques, un jeûne sec total est pratiqué.

Le vendredi Saint, précédant Pâques, le jeûne est total.

Ainsi dans la religion orthodoxe, les pratiquants sont plus de la moitié de l'année en jeûne.

C'est une offrande à Dieu.

Le jeûne alimentaire s'accompagne du jeûne de certaines activités. On limite tout ce qui donne du plaisir.

Le jeûne peut être partiel et qualitatif.

Selon le principe religieux, la viande est supprimée puis le poisson puis les œufs, puis les huiles végétales.

Car ces aliments ont des propriétés énergétiques. Ils sont excitants, alourdissants. Donc la sélection a été faite de manière empirique dans le but d'affaiblir le corps.

Le jeûne quantitatif : il faut jeûner jusqu'au point où le corps ressent cette faiblesse afin d'obtenir les effets spirituels supérieurs.

Car la restriction alimentaire seulement qualitative est insuffisante pour atteindre la spiritualité.

Selon les principes religieux, les effets attendus du jeûne sont nombreux.

L'allégement du corps et de l'âme, la purification physiologique et spirituelle, la maîtrise de l'esprit sur le corps entraînant l'apaisement du corps et de l'âme. Ainsi, il permet de lutter contre les passions et aide à pratiquer la vertu (les démons sortent par le jeûne). Le jeûne dynamise très fortement la spiritualité car il favorise l'humilité.

Ces périodes de jeûne sont désormais observées par peu d'adeptes car la plupart ne comprennent pas leur sens pratique de purification physique et morale.

### 1.2 La religion catholique

L'évolution moderne d'après la tradition reprend les mêmes motivations et les mêmes périodes de jeûne que l'église orthodoxe, bien que moins strictes sur son observation. Par exemple le jeûne n'est pas total lors du Vendredi Saint. Durant le Carême, il ne s'agit plus que d'une période d'abstinence de certains aliments. (Jésus a jeûné dans le désert pendant 40 jours contre les tentations).

Le mot « Carême », étymologiquement provient de « quadra gecima » qui signifie littéralement quarantième.

Ainsi le Carême désigne la période de 40 jours précédant Pâques durant laquelle le croyant est invité à méditer sur sa propre vie.

### 1.3 La religion protestante

La Réforme n'a en rien contesté le Carême. Cependant, le protestantisme est encore moins directif que l'Église catholique, estimant que chacun est libre de vivre le temps de préparation de Pâques qui est la période rituelle du jeûne.

## 2- Le jeûne dans la religion musulmane

Mahomet fut un grand partisan du jeûne. D'après lui, la prière nous conduit à la moitié du chemin qui nous mène à Dieu et le jeûne nous fait arriver aux portes du ciel. « Celui qui demeure quarante jours dans la prière la plus pure, dit-il encore (c'est-à-dire en se privant de toute nourriture et de toutes boissons) goûte la joie de sentir les sources de la sagesse se déverser du cœur vers les lèvres. » Lorsque les musulmans se rendent à la Mecque en pèlerinage, ils sont astreints à trois jours de jeûne durant le voyage d'aller et à sept jours pendant le retour.

Extrait du *Coran* : « la diète est le remède de premier ordre ; l'estomac est le réceptacle des maladies ; on ne possède jamais la santé en remplissant son estomac ; il ne faut pas s'épuiser par la nourriture et la boisson ; manger trop est le père de tous les maux ; le régime est le père des remèdes. »

Le prophète disait « le vrai croyant mange pour un intestin, le mécréant mange pour sept intestins. La sagesse et la raison ne sauraient être compatibles avec un estomac chargé de nourriture. » « Le jeûne est la santé. »

Le Ramadan correspond aux quarante jours de jeûne de Mahomet dans le désert. Le Ramadan correspond au 9e mois du calendrier lunaire, durant lequel l'archange Gabriel a révélé le Coran à Mahomet. Le jour exact de son commencement n'est décidé qu'à la toute fin du mois précédant le jeûne, le mois de Chabaane, et s'achève le premier jour de Chawwal, lors des fêtes de rupture du jeûne l'Aïd el-Fitr.

Mahomet l'a institué en l'an II de l'Hégire (623 du calendrier chrétien), mais il ne l'a pas inventé. En effet la sourate II du *Coran* spécifie : « Oh vous qui croyez, le jeûne vous est prescrit comme il a été prescrit aux générations qui vous ont précédées. Ainsi atteindrez-vous la piété. »

4e pilier des cinq piliers du *Coran*[34], il est obligatoire et correspond à une période de rupture, de dépouillement, de partage. Chacun doit s'abstenir de boire, manger, fumer et avoir des relations sexuelles du lever au coucher du soleil. Seuls les malades, les femmes enceintes et les voya-

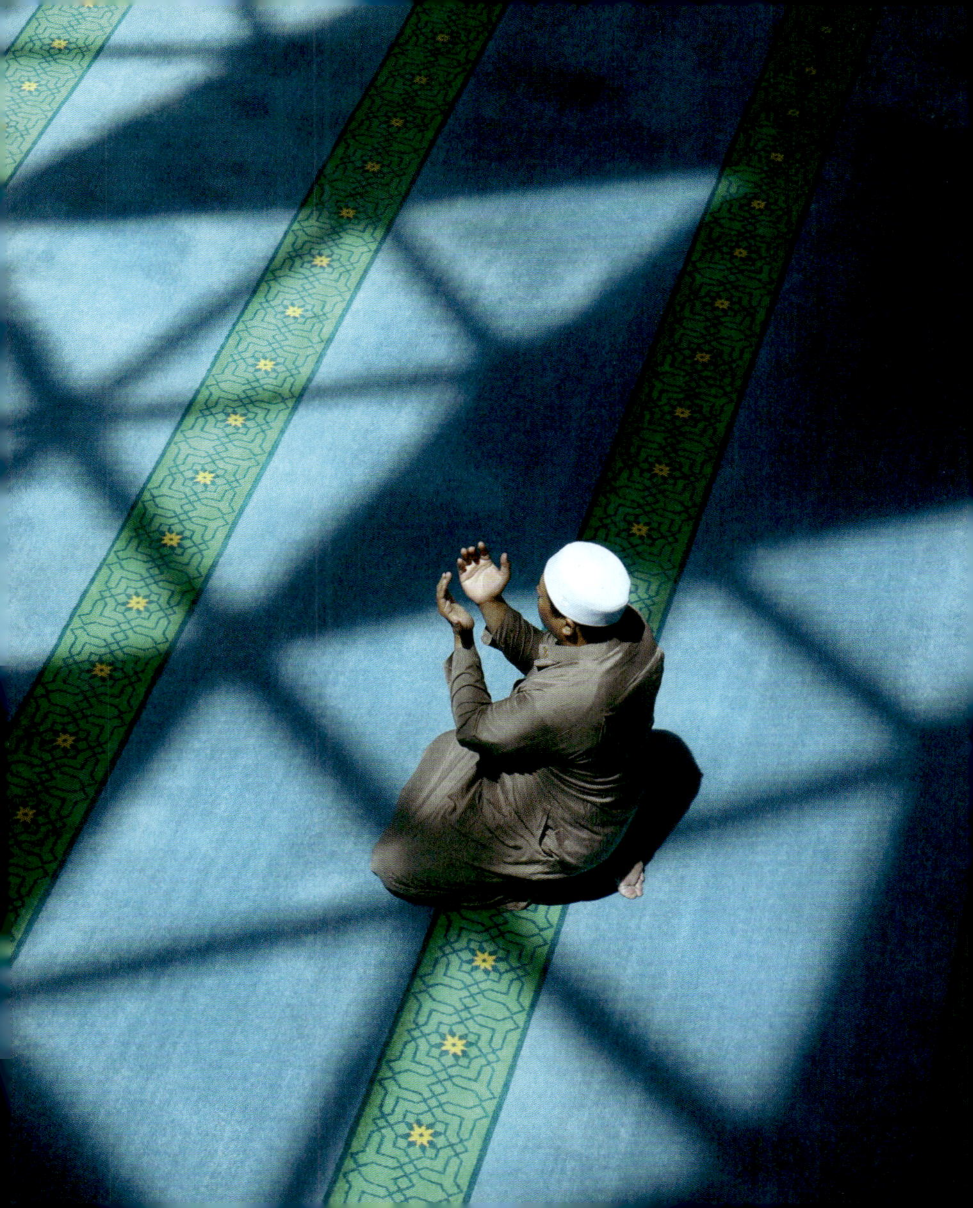

geurs peuvent s'y soustraire, mais ils devront compenser par d'autres jours d'abstinence.

Aujourd'hui, dans cette religion comme dans les premières religions, cette tradition du jeûne dont la raison d'être était essentiellement spirituelle n'est plus recherchée.

### 3- Le jeûne dans la religion juive

Moïse sur le Mont Sinaï ne mangea ni ne but pendant 40 jours et 40 nuits avant de recevoir les 10 commandements.

La pratique du jeûne chez les juifs permet d'expier et d'obtenir le pardon de Yahvé.

Yom kippour (rituel de retour sur soi et remise en état de pureté) est une période de jeûne. Le peuple juif examine les péchés commis et procède à un examen de conscience selon Nicole Belayche, historienne des religions. C'est un temps de repentance et de réconciliation car « en ce jour on fera l'expiation pour vous afin de vous purifier de tous vos péchés devant l'éternel » dit le *Lévitique*, un des 5 livres de la *Torah*.

Au jour de l'an juif Rosh Hashanah, qui tombe en septembre ou octobre selon les années, les fidèles observent 10 jours de repentir et le dixième jour est Yom Kippour. Ils se privent de boire, manger, travailler, prendre un bain et d'avoir des rapports sexuels du crépuscule du soir précédent au crépuscule du soir suivant soit une abstinence totale de 24 heures.

Il existe encore d'autres jours de jeûne tel que Purim, Tisha Béav.

De nombreuses références dans l'Ancien Testament attestent de l'ancienneté de cette pratique. À plusieurs reprises, le peuple juif a jeûné pour mettre fin à une calamité.

### 4- Entre Religion et Philosophie : Le jeûne dans le bouddhisme

Cette notion de purification du corps et de l'âme existe aussi dans le bouddhisme.

Le Bouddha illuminé par de profondes méditations, purifié par de longs jeûnes, nous a, depuis longtemps déjà, mis en garde contre le danger de l'emprise des liens de la nourriture.

Selon Carus dans son évangile de Bouddha, « La loi du parfait n'exige pas de l'homme d'errer sans foyer ou de renoncer au monde, à moins qu'il ne s'en sente la vocation, mais elle exige de tout homme qu'il s'affranchisse de l'illusion de moi, qu'il purifie son cœur, qu'il renonce à sa soif de plaisirs et qu'il mène une vie droite. »

Cependant, le bouddhisme prône plutôt la voie du « juste milieu », refusant les pratiques extrêmes car l'important est de garder l'équilibre entre plaisir et ascèse.

Dans l'hindouisme et le bouddhisme, le jeûne se pratique en fonction du calendrier lunaire. Le bouddhisme tibétain pratique également le jeûne sec.

## B LE JEÛNE HORS DES RELIGIONS RESTE UNE NÉCESSITÉ SPIRITUELLE

Selon le Dr Bertholet[35], « toutes ces constatations prises dans des milieux les plus divers prouvent à l'évidence la possibilité de la vie avec une diète réduite au strict minimum. Elles démontrent aussi la complète innocuité du jeûne et même son utilité très grande pour développer le corps spirituel de l'homme, pour le dégager des liens de la matière et lui permettre une ascension plus rapide vers la perfection et vers l'idéal. »

Lors de mon premier jeûne, j'ai effectivement constaté un développement de l'acuité spirituelle, une plus grande capacité à méditer et surtout une clairvoyance décuplée.

Ces effets ont duré encore longtemps après à ce niveau puis ils se sont stabilisés.

Les yogis, par l'absorption du prana (force vitale qui existe dans l'air) peuvent ainsi rester de très longues périodes sans manger de nourriture solide.

Seulement nourris du prana par une pratique de la respiration, art qu'ils utilisent pour mettre en œuvre les échanges nutritifs et diriger les fluides vitaux.

# CONCLUSION

Avoir jeûné devient une réalité physique et spirituelle.
Il faut avoir vécu cette expérience pour prendre conscience de sa nécessité. Le bien-être physique que l'on en retire, si le jeûne est bien conduit, est remarquable. Il devient une évidence que celui-ci participera aux règles de notre hygiène, de manière aussi naturelle que manger ou dormir. Il s'intègre dans la règle hygiéniste : dormir-jeûner-manger pour vivre en pleine lucidité en bonne santé.

Il permet de prendre une conscience accrue de notre propre mécanisme corporel. Ainsi par le jeûne il devient simple de régler comme une mécanique, nos dysfonctionnements quels qu'ils soient. Jeûne d'un jour pour rétablir une indisposition gastrique et mettre au repos son intestin, jeûne de quelques jours pour guérir une maladie aiguë, jeûne de nettoyage pour supprimer les surcharges et les encrassements afin de rester en bonne santé ou la retrouver.
Jeûne pour une libération psychologique, une acuité de clairvoyance et spirituelle.
Je conseille cette méthode de désintoxication à tous ceux qui hésitent à la pratiquer faute de la bien connaître.
Un encadrement naturopathique est bien sûr recommandé et une bonne énergie vitale est nécessaire.
Je termine avec la conclusion du Dr Bertholet[35], tant je la trouve adaptée et conforme à notre démarche naturopathique et à ma propre démarche spirituelle :
« Les bienfaits du jeûne sont immenses : santé physique, rajeunissement corporel, forces nouvelles, joie de vivre, aspirations plus élevées, esprit plus affiné, plus désireux d'idéal.
Pour conserver tous ces biens précieux, il suffit de ne pas retomber dans les errements passés et de vivre une vie hygiénique et morale conforme aux lois naturelles.
L'esprit sain dans un corps sain : aspiration de tous les sages, est pleinement réalisée par le jeûne qui nous apprend de plus que l'esprit peut dominer la matière et les sens. Par le jeûne nous gagnons enfin la certitude que l'esprit vient de l'au-delà, du divin, pour retourner dans l'au-delà et y continuer son évolution. »

ANNE VICTORIA FARGEPALLET-CHANSIGAUD

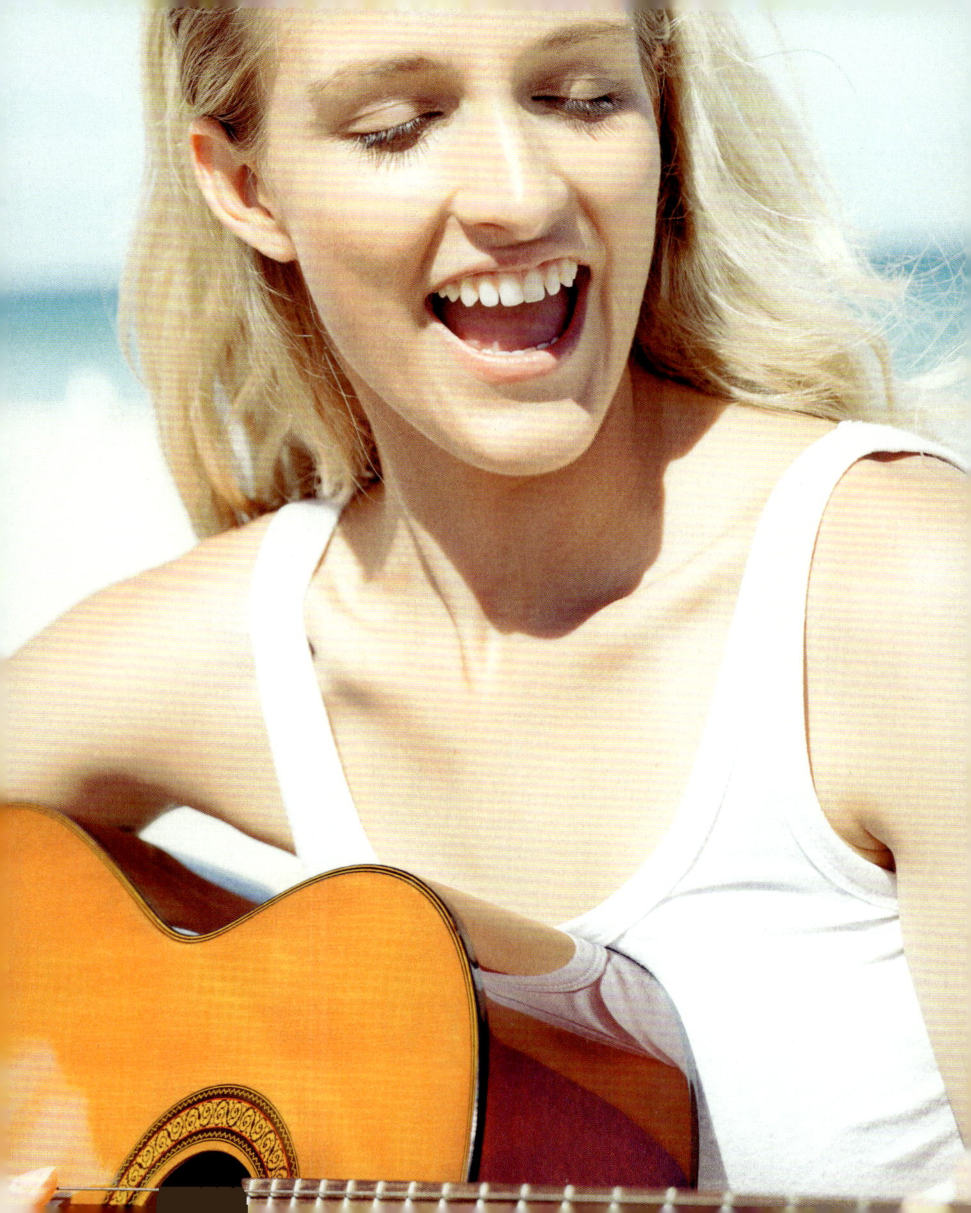

# LES DIX COMMANDEMENTS DU JEÛNEUR

## d'après le Dr BERTHOLET[46]

**I** Durant le jeûne, ce sont les forces curatives du corps qui sont à l'œuvre pour opérer sa régénération. Le premier et le plus important devoir du jeûneur consiste à ne pas contrarier ces efforts ; pour ce faire, **il est nécessaire de s'abstenir de boissons fermentées, de thé ou de café** (ces deux derniers breuvages sont très nuisibles par leur caféine et théine, corps toxiques de la série des purines.) La plus petite quantité de ces substances paralyse déjà le travail d'excrétion des cellules qui profitent du répit accordé par le jeûne pour se débarrasser de leurs déchets. Le repos alimentaire doit être complet sinon les organes sont entravés dans leur travail d'élimination et de rénovation.

**II** Il faut se rappeler que, durant les premiers jours de jeûne, les cellules malades ou affaiblies, les dépôts d'acide urique et de poisons organiques, les gaz toxiques, produits de combustion cellulaires, sont détruits et éliminés en masse, d'où les crises de désintoxication avec leurs malaises particuliers : courbature générale, céphalées ou vertiges dont **il n'y a pas lieu de s'effrayer, mais bien de se réjouir** puisqu'ils indiquent que la purification de l'organisme progresse normalement.

**III** La sensation de faim parfois très prononcée au début du jeûne est **une fausse faim à laquelle il ne faut pas céder**. Il s'agit d'un besoin factice consécutif à l'irritation des muqueuses gastro-intestinales par les produits toxiques éliminés. Une purge copieuse ou un lavement sont les meilleurs remèdes contre de tels malaises.

**IV** **Il faut jeûner autant avec le cerveau qu'avec le corps** ; on doit surtout ne pas être obsédé par l'idée de manger ou par le désir de faire de succulents repas. Ces pensées sont très déprimantes pour le jeûneur qui aura beaucoup plus de peine à garder son abstinence.

V On doit bien se pénétrer de l'idée que **la quantité de graisse du corps ne fait pas la santé**, que le poids perdu au cours du jeûne représente l'élimination des cellules malades, des tissus sans valeur, des substances et des liquides toxiques qui encrassent l'organisme et paralysent ses fonctions. il faut se rappeler que des jeûnes ont été prolongés sans dommage jusqu'à plus de 70 jours.

VI Durant le jeûne, on se souviendra que **le corps demande des soins et une hygiène physique parfaits** afin de favoriser et d'accélérer l'élimination des poisons organiques par les poumons et par la peau. Le jeûneur doit vivre autant que possible à l'air pur, pratiquer des respirations profondes, un exercice modéré, (marche ou gymnastique en plein air), doit être pratiqué journellement.

VII Il faut se rappeler que le jeûne est « une opération sans couteau » ; on doit donc se comporter en conséquence, se reposer souvent, **ne pas vivre dans l'agitation et surtout ne pas veiller** ; le sommeil de la nuit est indispensable ; même léger, il est très réparateur.

VIII **La période de reprise alimentaire devra être progressive.** Le régime sera fruito-végétarien, la viande exclue des menus pour plusieurs semaines, sinon définitivement supprimée. Il faut absolument laisser aux cellules nouvelles ou régénérées le temps de se fortifier et de reprendre leurs fonctions.

IX Durant le jeûne, ce ne sont pas seulement nos organes physiques qui doivent se reposer et se rénover complètement, **il faut encore y ajouter le repos psychique**, cultiver les pensées élevées et les entretenir par des lectures appropriées.

X Enfin, **le jeûne doit être le point de départ d'une vie nouvelle**, plus morale et plus spirituelle ; il doit nous apprendre à ne plus commettre d'erreurs tant au point de vue de l'hygiène physique que psychique. Le jeûne peut et doit nous ouvrir la voie à une vie supérieure toujours plus dégagée de la matérialité. Le jeûne nous apprendra à dominer nos passions physiques : gourmandise, sensualité, tout aussi bien que nos défauts psychiques : colère, envie, jalousie, haine. Le jeûne pratiqué en pleine conscience de ses merveilleuses possibilités nous donnera la vraie liberté spirituelle, partant la satisfaction et le parfait bonheur.

# MENUS & RECETTES

## pour se préparer au jeûne

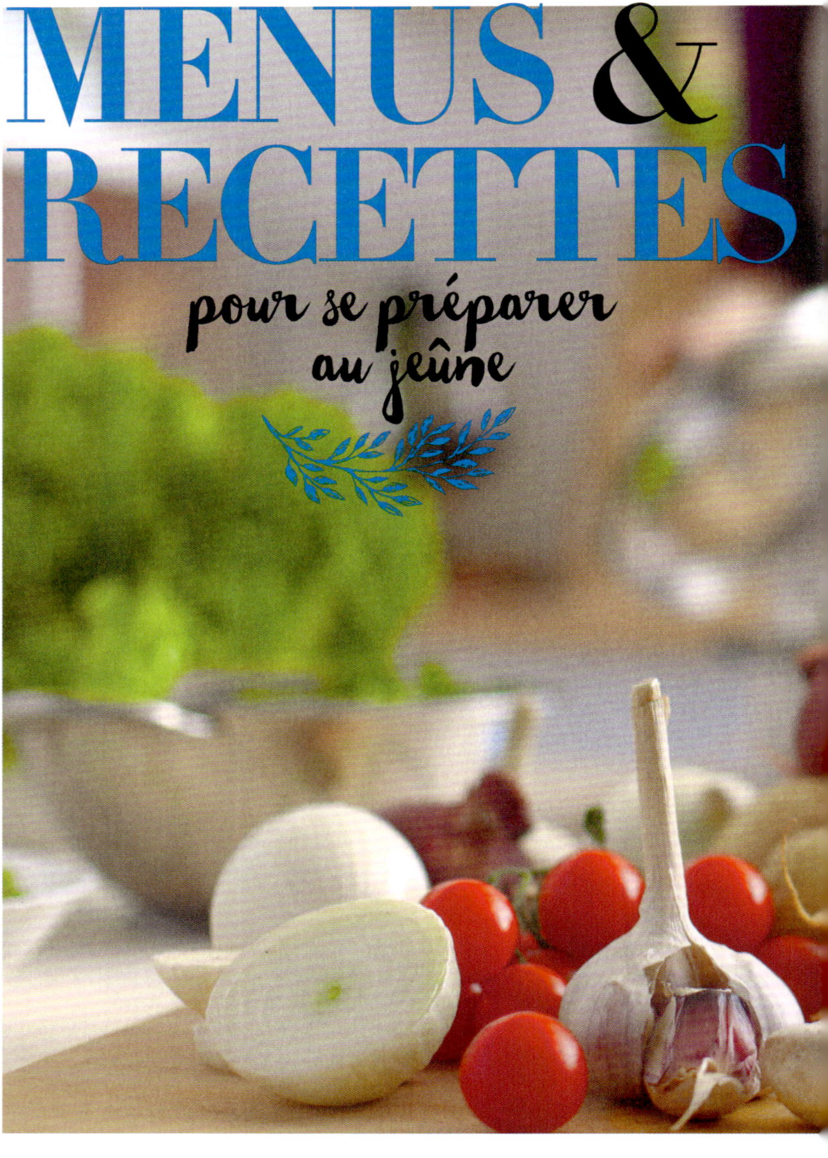

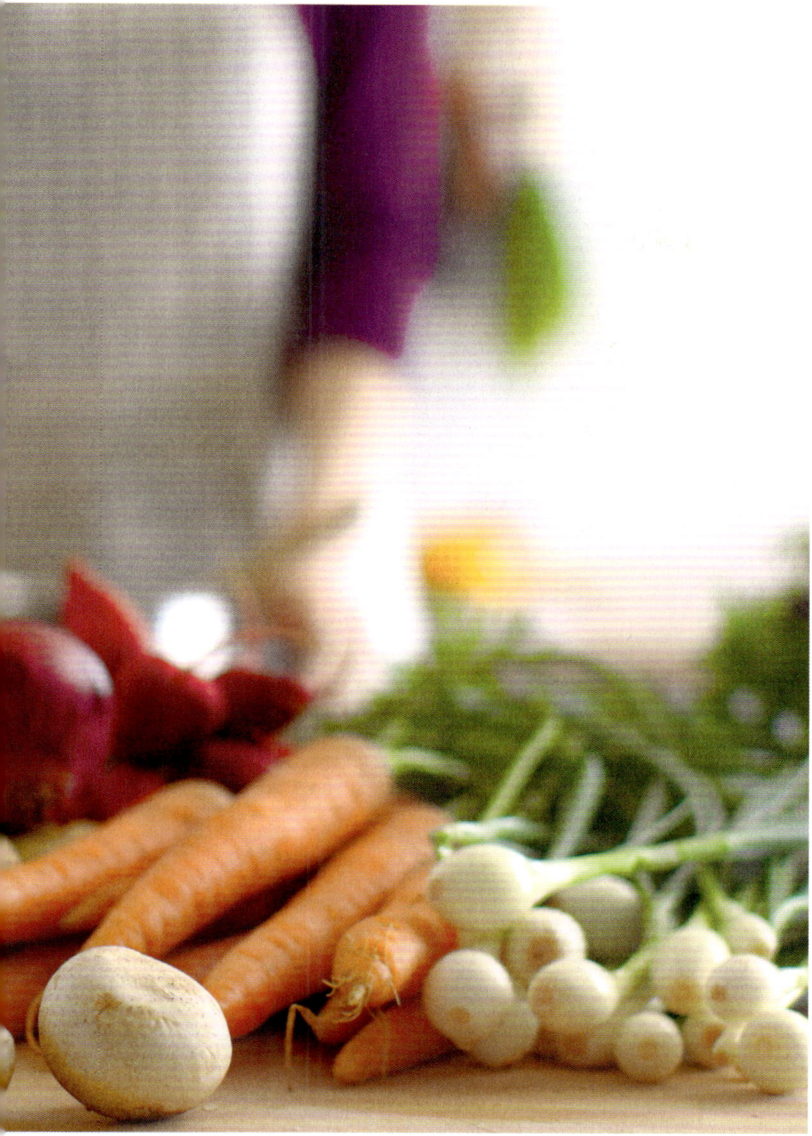

# Pour se préparer au jeûne

Comme cela a été précisé au cours de ce livre, la préparation au jeûne est très importante car l'on ne rentre pas en jeûne de but en blanc, excepté en cas de maladie et de nécessité de mettre son corps au repos pour s'auto-guérir. Voilà donc quelques menus et recettes pour mieux vous préparer à votre

### I^er JOUR

**Petit-déjeuner**

(petit rappel : ne mangez que si vous avez faim)

• Un verre d'eau tiède avec un peu de citron pour relancer le foie et faire une douche intérieure.

• Des fruits juteux et secs, quelques oléagineux. Vous pouvez vous préparer le fameux MIAM[36] de France Guillain** Vous pourrez boire un thé vert (aux propriétés antioxydantes)

**Midi**

(si vous avez faim !)

• Émincé de courgettes à la crue aux copeaux de parmesan*

ou toute autre salade de saison (tomates, concombre, radis, chou rouge, chou vert...) en y ajoutant des herbes et des graines germées à volonté.

• Fromage de chèvre sec ou en crème

**Soir**

• Crème de mâche et betterave*

ou toute autre crème de légumes cuits à basse température à la vapeur et mixés à la minute en y ajoutant par exemple des fanes de radis, ou bien des orties fraîches ou toute autre herbe aromatique

### 2^E JOUR

Je propose une journée de monodiète. Vous choisirez un fruit à manger tout au long de la journée, à satiété et sous toutes ses formes. Par exemple en jus, cru, en compote. Si votre intestin est enflammé, je vous conseille la banane qui en outre est très riche en magnésium, potassium, manganèse, cuivre, vitamines B6, B9, C, antioxydants.

### 3^E JOUR

**Petit-déjeuner**

Idem

**Midi**

• Petite crème exotique d'avocat aux algues* dans laquelle vous pourrez tremper des bâtonnets de légumes crus tels que carottes, radis noir, courgettes, betteraves crues

• Yaourt de brebis ou chèvre

**Soir**

• Crème de potimarron à la cardamome*

• Compote de pomme

(un fruit ne se consomme jamais après le repas excepté s'il est cuit)

### 4^E JOUR

**Petit-déjeuner**

Idem

**Midi**

• Salade aux deux choux et betterave Chioggia*

• Un œuf coque dans lequel vous pourrez ajouter un peu d'huile d'olive biologique première pression à froid et de fleur de sel et vous pourrez y tremper quelques bâtonnets de légumes crus

**Soir**

• Gaspacho de courgettes anciennes et betteraves crues, julienne de concombre*

• Riz complet avec huile d'olive et oignons

jeûne. Ainsi que je vous l'ai indiqué, la préparation est au moins aussi longue que la durée du jeûne. Nous parlerons donc de diététique. Vous consommerez une nourriture saine, biologique et si possible crue. Pas d'alcool, pas de café, pas de thé noir, pas de soda, pas de sucre blanc, pas de farine blanche.
Vous boirez des tisanes de romarin dans la journée. Mes recettes sont des exemples, mais vous pouvez improviser librement vos repas en respectant les principes de base. La cuisine est un moment de détente et de partage.
Mes recettes semblent sophistiquées mais vous découvrirez que 30 minutes suffisent à les préparer. Elles vous donneront du plaisir même en période de diète.

## 5E JOUR

Monodiète
de fruits au choix

## 6E JOUR

**Petit-déjeuner**
Idem

**Midi**
Tagliatelles de concombre
au chèvre frais*
Steak de soja

**Soir**
Faisselle de chèvre
à la tapenade*
Quelques pruneaux marinés
dans l'eau

## 7E JOUR

Journée consacrée aux jus de légumes crus.
Vous devrez disposer d'un extracteur de jus (le plus pratique est un extracteur vertical et qui doit tourner à petite vitesse – 40 à 80 tours maximum – pour respecter les molécules des légumes)
Attention certains légumes décuplent leurs arômes lors de l'extraction.
Par exemple le radis noir devient très piquant ainsi que le gingembre.
N'hésitez pas à mélanger des racines douces comme les carottes ou un fruit comme la pomme pour adoucir votre jus.
Vous pouvez choisir la couleur de votre jus en privilégiant des légumes verts comme le chou, le fenouil, le céleri, ils seront plein de chlorophylle qui est une source riche en matières minérales naturelles, en vitamines, en protéines et en oligoéléments

## 8E JOUR

Dernier jour avant le début du jeûne, l'idéal sera de se nourrir de bouillon tel que notre Aigo Boulido provençal*, habituellement consommé les lendemains de fête pour nettoyer le corps et le mettre au repos.

* Voir la recette pages suivantes
** Le MIAM : une demi-banane écrasée avec un demi-jus de citron, 2 cuillères d'huile de colza, 2 cuillères à soupe de poudre de graines de sésame et de lin, et 3 sortes d'oléagineux et de fruits frais. J'y ajoute une cuillère à café de miel et une de pollen cru acheté au rayon produits congelés en magasin bio).

| ALIMENT | Ses composantes | Dans quel cas le choisir | Quand ? |
|---|---|---|---|
| Banane | Antioxydant, dopamine, vit. C, B6, B9, manganèse, magnésium, potassium | Terrain acide pour le basifier | Toute l'année |
| Pomme | Antioxydant (quercétine), polyphénols, vit. K, manganèse | Basifiant et possibilité de les manger crues, cuites, en jus | Toute l'année mais de préférence à la saison des pommes, en été et automne |
| Kaki | Vit. C, polyphénols, fer, potassium | Basifiant | Hiver |
| Légumes crus ou cuits | Seuls les légumes crus apporteront des enzymes et vitamines :<br>Par exemple :<br>**Les choux** : vit. K, B1, B6, C, antioxydant, fer, manganèse (attention intolérance possible)<br>**Carotte** : antioxydant, vit. A, B6, K, B1, B3, C, E, fer, phosphore, potassium | Si encrassement colloïdal (rhume, bronchite, acné...) | Toute l'année en fonction des légumes de saison |
| | **Pomme de terre** : Vit. C, B6, 5, 9, flavonoïde, antioxydant, fer, magnésium, phosphore, cuivre, manganèse<br>**Riz complet** : manganèse, sélénium, phosphore, zinc, fer, cuivre, vit. B1, 3, 6<br>**Quinoa** : pseudo-céréales, manganèse, fer, cuivre, magnésium, zinc, phosphore, antioxydant, vit. B2<br>Sarrasin : cuivre, magnésium, manganèse, phosphore, fer, zinc, vit. B1, 3, 6 | Si encrassement cristalloïde (rhumatisme, eczéma sec, arthrite...) Convient bien aux neuro-arthritiques (voir les tempéraments) Diminue l'inflammation | Hiver |
| Raisins | Manganèse, cuivre, fer, potassium, phosphore, vit. B2, 6, C<br>Antioxydant (resvératrol) | Drainage hépathique et rénal profond. Attention très sucré, et peut être indigeste pour les neuro-arthritiques | Été/Automne |
| Bouillon de légumes | Pas d'apport nutritif significatif | Permet d'éliminer les surcharges graisseuses | Toute l'année |

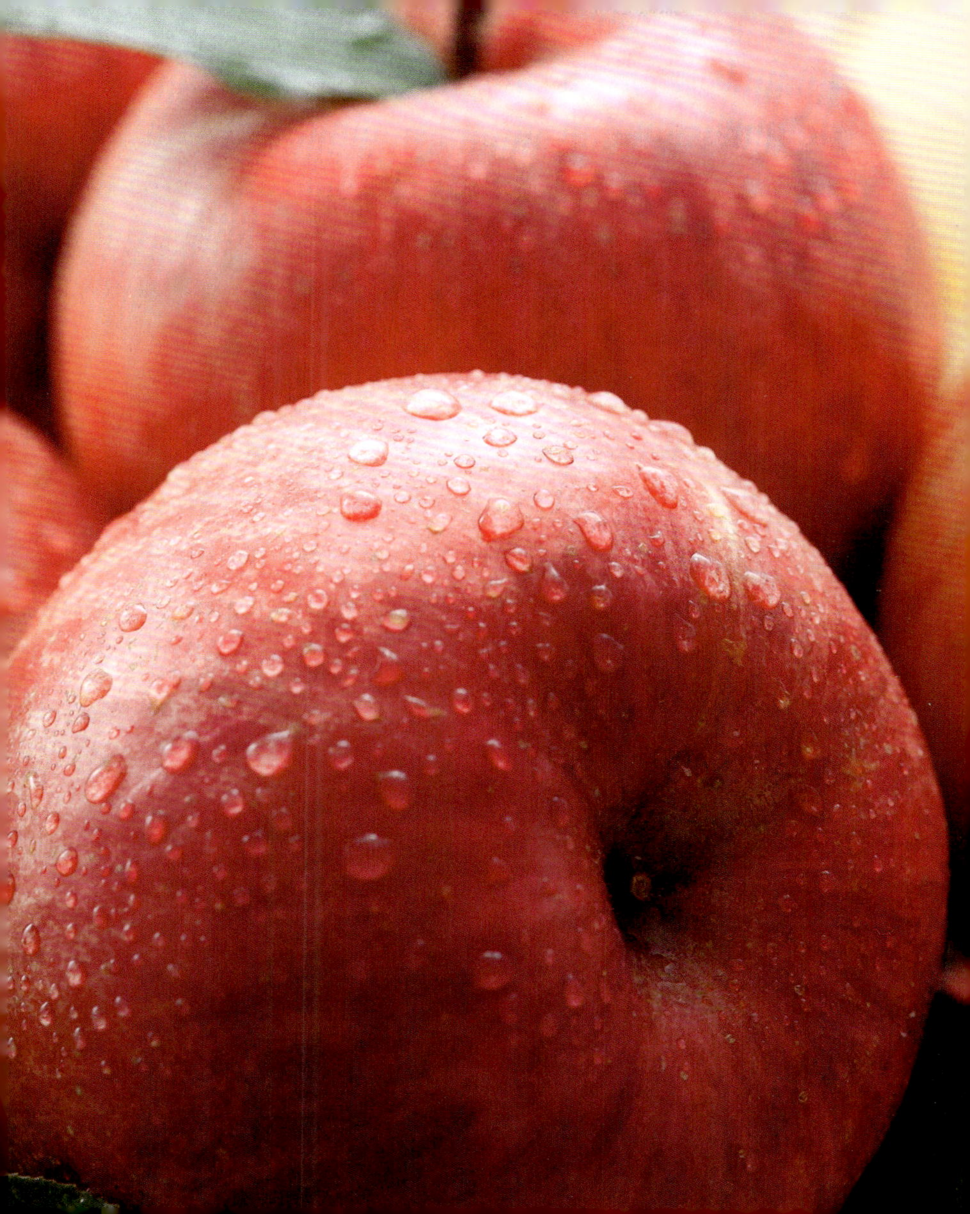

# Pour le retour de jeûne

Comme je vous l'ai indiqué, durant le jeûne, l'intestin va cesser de fonctionner et le péristaltisme ne reprendra qu'avec l'alimentation.
Il faut donc être délicat avec votre intestin et être attentif à ne pas le brusquer.

### 1er JOUR

**Petit-déjeuner**
La veille, mettre quelques pruneaux
à tremper dans de l'eau tiède.
Le matin, les dénoyauter et les mélanger
avec une cuillère d'huile de colza
et de la poudre de graines de lin.

**Midi**
Légumes cuits : crème d'orties
et fanes de radis ou cresson*

**Soir**
Légumes cuits :
Crème de haricots verts
à la menthe *

### 2e JOUR

**Petit-déjeuner**
banane écrasée mélangée
avec un jus de citron et une cuillère
à soupe d'huile de colza

**Midi**
Salade de choucroute crue
non rincée (très bon probiotique)
que vous agrémenterez d'herbes
aromatiques, de baies rouges,
de cube de tomates, d'huile d'olive,
gingembre thaï et fleur de sel

**Soir**
Cappuccino de betteraves*

### 3e JOUR

**Petit-déjeuner**
idem

**Midi**
Jus de légumes lacto-fermenté ou
légumes lacto-fermentés (carottes,
choux…)
Riz complet avec oignons et quelques
légumes
Yaourt nature

**Soir**
Lisettes juste cuites
à l'émincé de poireaux*
Compote de pomme

### 4e JOUR

**Petit-déjeuner**
Si vous sentez que votre système
digestif l'accepte vous pouvez
recommencer le Miam
Sinon pruneaux ou banane écrasée

**Midi**
Jus de légumes
Pavé de cabillaud et son quinoa*
Yaourt

**Soir**
Soupe de légumes cuits à basse
température à la vapeur

La reprise alimentaire est essentielle. Il sera particulièrement important d'écouter votre corps et ses réactions. C'est aussi une période de revitalisation. L'alimentation doit donc être vitalogène.
Il sera sûrement nécessaire de réensemencer votre intestin de probiotiques mais de préférence par des aliments naturels.
Dans la journée, vous pouvez boire du kéfir (c'est une boisson obtenue de la fermentation de graines de kéfir dans du lait ou du jus de fruit qui est un excellent probiotique).

### 5ᴱ JOUR

**Petit-déjeuner**
Miam ou fruits juteux de saison et fruits secs

**Midi**
Salade d'avocat avec des algues et graines germées
Haché de sardines fraîches à la tapenade*

**Soir**
Soupe de légumes cuits à basse température à la vapeur
Fromage blanc de brebis

### 6ᴱ JOUR

**Petit-déjeuner**
Miam ou fruits juteux
de saison et fruits secs

**Midi**
Salade verte de jeunes pousses,
épinard et graines germées
Tartare de saumon*

**Soir**
Salade de roquette et tomates
séchées
Salade toute simple
de lentilles corail*

### 7ᴱ JOUR

**Petit-déjeuner**
Miam ou fruits juteux
et fruits secs, jus d'orange pressée

**Midi**
Émulsion de concombre
au yusu et basilic*
Steak de soja aux épices
Fromage de chèvre sec

**Soir**
Crème de céleri et sa julienne
de tomate au chèvre frais*
Œuf poché sur lit de courgettes
juste cuites à la vapeur,
à l'huile d'olive et cerfeuil

### 8ᴱ JOUR

Ce qui vous fera plaisir
mais sans exagération !

* Voir la recette pages suivantes

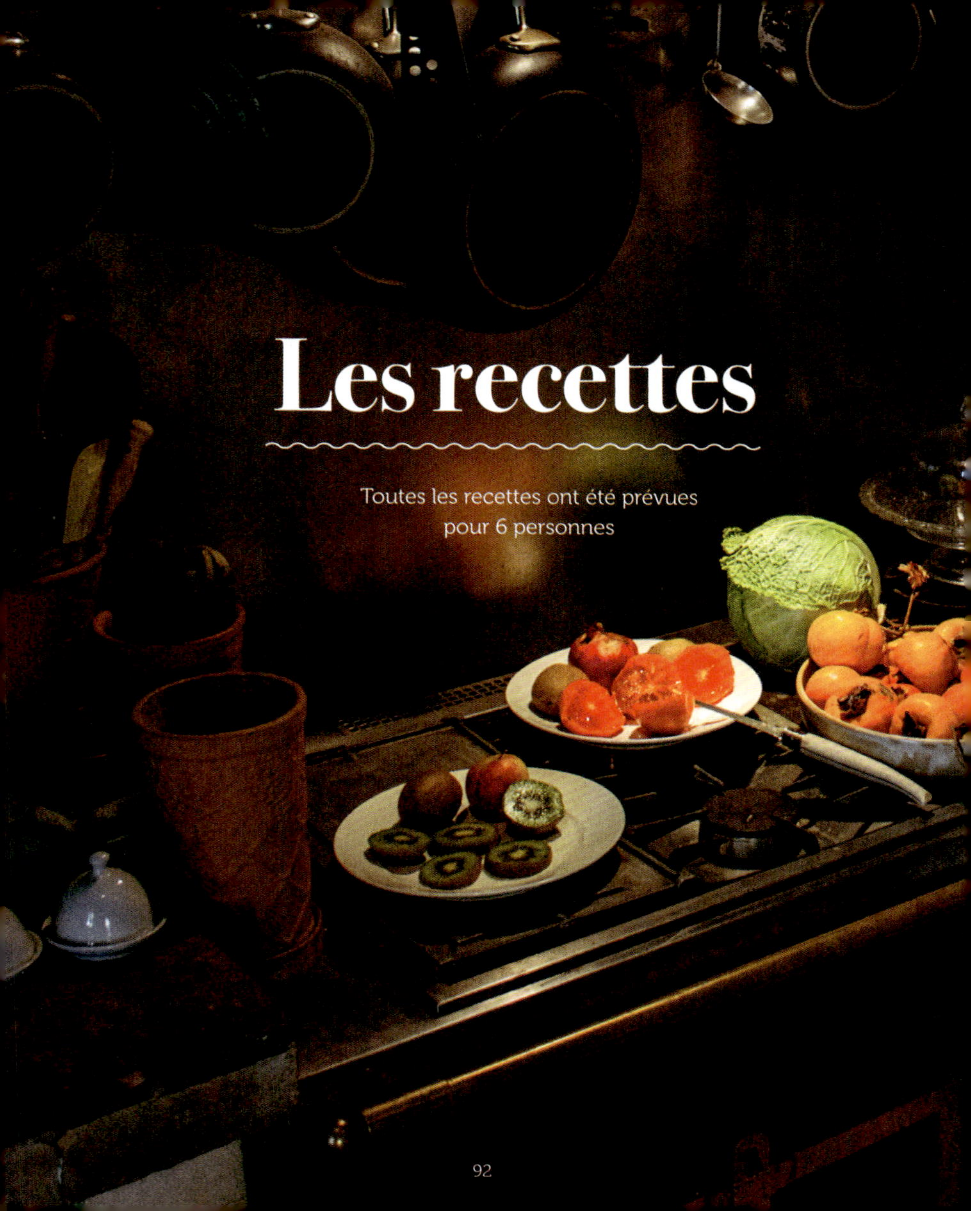

# Les recettes

Toutes les recettes ont été prévues
pour 6 personnes

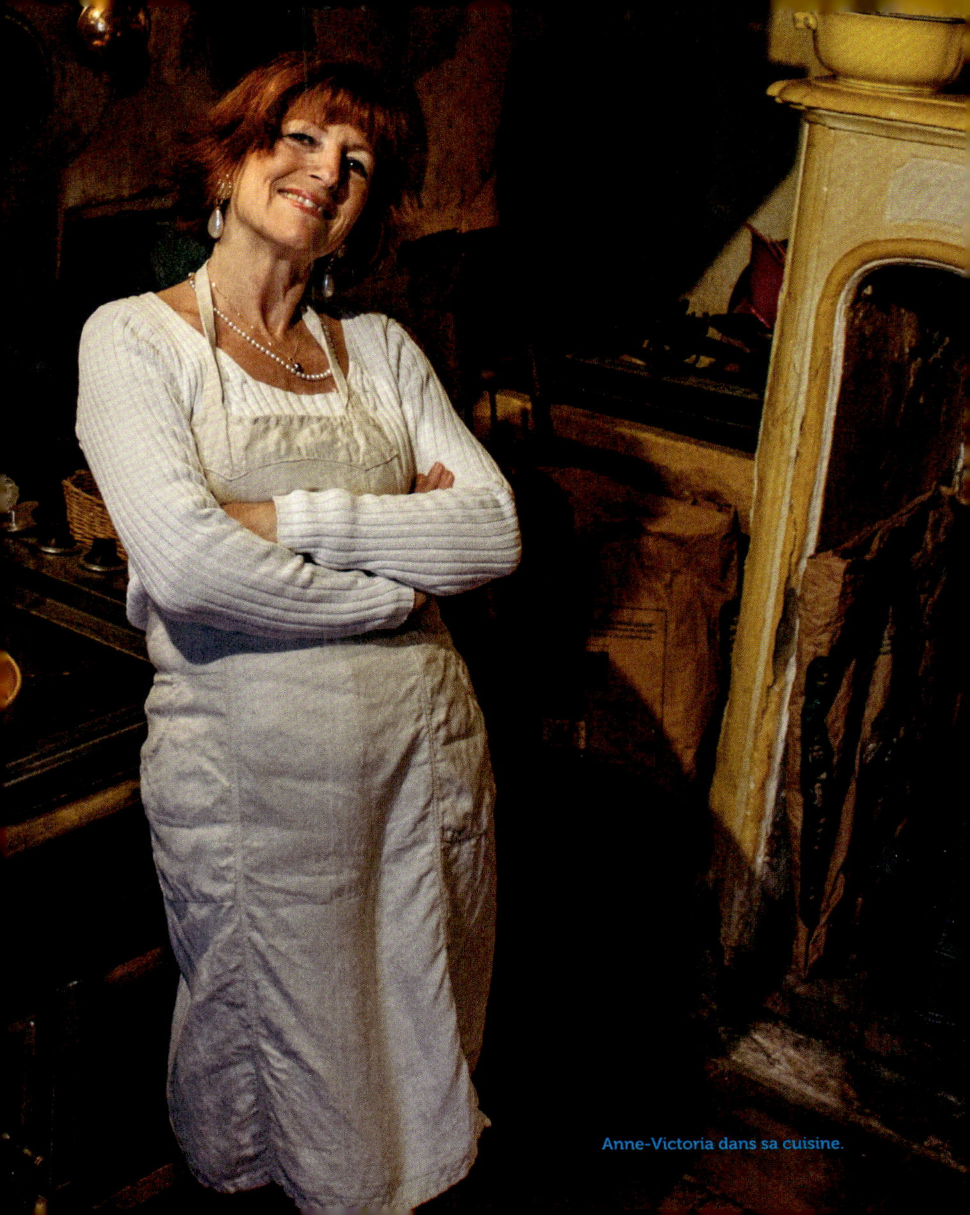

Anne-Victoria dans sa cuisine.

# Crème de mâche et betterave

### INGRÉDIENTS

- 200 g de mâche
- 2 pommes de terre
- 2 cubes de bouillon de poule
- 1 bouquet de coriandre
- 1 bouquet de cerfeuil
- 1 petite betterave cuite ou crue
- 1 petit oignon blanc
- 1 cuil. à soupe de vinaigre balsamique
- Huile d'olive
- Fleur de sel
- Poivre
- 1 bonne cuil. à soupe de crème fraîche

### PRÉPARATION

- Nettoyez bien la mâche et retirez tout le sable.
- Mettez 1 litre d'eau, 1 pincée de sel et les 2 cubes de bouillon dans un faitout avec les 2 pommes de terre épluchées et coupées en cubes.
- Portez à ébullition jusqu'à la fin de cuisson des pommes de terre qui doivent être tendres.
- Pendant ce temps, mettez la betterave coupée en morceaux dans un blender, ajoutez un verre d'eau, du sel, du poivre, un demi-bouquet de cerfeuil et de coriandre, la cuillère à soupe de vinaigre balsamique et 2 cuillères à soupe d'huile d'olive ainsi que l'oignon émincé. Mixez jusqu'à obtenir une crème onctueuse. Réservez.
- Lorsque les pommes de terre sont cuites, jetez la mâche dans ce bouillon frémissant et laissez 2 minutes.
- Versez le tout dans le blender en ajoutant la moitié du bouquet de cerfeuil et de coriandre, 2 cuillères à soupe d'huile d'olive, un peu de fleur de sel et le poivre.
- Mixez pour obtenir une crème lisse et ajoutez une bonne cuillère à soupe de crème fraîche.

### PRÉSENTATION

- Versez la crème de mâche dans un bol par personne.
- Faites quelques dessins avec la crème de betterave sur le dessus.
- Posez une cuillère de crème de betterave sur le dessus ou sur le côté du bol de crème de mâche.
- Elle se consomme en versant la crème de betterave dans la crème de mâche.

# Émincé de courgettes à la crue aux copeaux de parmesan

## INGRÉDIENTS

- 4 petites courgettes bio de préférence
- 1 morceau de parmesan jeune
- Cerfeuil
- Huile d'olive
- Fleur de sel
- Poivre à queue

## PRÉPARATION

- Coupez les courgettes en très fines rondelles, à la mandoline.
- Étalez-les sur les assiettes.
- Saupoudrez de fleur de sel et poivrez.
- Avec le racloir, préparez des copeaux de parmesan. Posez-les sur les courgettes.
- Décorez avec des pluches de cerfeuil.
- Arrosez d'un bon filet d'huile d'olive.

# Petite crème exotique d'avocat aux algues

## INGRÉDIENTS

- 2 avocats (bien mûrs)
- 2 cébettes
- 2 cuil. à soupe d'algues nori séchées
- 2 cuil. à soupe de laitues de mer séchées
- 1 cuil. à soupe d'algues kombu
- 1 citron vert
- 1 combawa
- Gingembre
- Aneth frais
- Fleur de sel
- Poivre
- Huile d'olive

## PRÉPARATION

- Mettez les algues séchées dans un bol et couvrez-les d'eau pour les réhydrater.
- Coupez la chair des avocats en morceaux. Émincez les cébettes. Pressez le jus d'un demi-citron vert. Râpez la peau du combawa et râpez un morceau de gingembre selon votre goût.
- Mettez le tout dans un blender avec quelques branches d'aneth.
- Ajoutez 2 pincées de fleur de sel, du poivre.
- Égouttez les algues réhydratées et mettez dans le blender.
- Mixez et versez à la fin une cuillère d'huile d'olive.
- Versez la crème dans des verrines, au fond desquelles vous aurez déposé une cuillère à café d'huile d'olive.

# Crème de potimarron à la cardamome

## INGRÉDIENTS

- 1 potiron ou 1 potimarron d'environ 1 kg
- 8 graines de cardamome verte
- Poivre de Sechouan
- Fleur de sel
- Huile d'olive
- 1 l de lait

## PRÉPARATION

- Nettoyez le potimarron et coupez-le en cubes grossiers, mettez-les dans une casserole et couvrez-les de lait.
- Faites cuire à petits bouillons en surveillant pour que le lait ne déborde pas (il est préférable de poser un couvercle ajouré sur la casserole).
- Ajoutez les graines qui se trouvent dans les coques de la cardamome verte.
- Quand le potimarron est bien tendre, émulsionnez-le dans un blender avec ce qu'il reste de lait dans la casserole.
- Ajoutez de la fleur de sel et du poivre de Sechouan, une cuillère à soupe d'huile d'olive, puis servez la crème de potimarron dans des ramequins en ajoutant un filet d'huile d'olive.

# Salade aux deux choux et betterave Chioggia

## INGRÉDIENTS

- 1 betterave Chioggia
- 300 g de choucroute
- 1 chou vert
- 2 cébettes
- 1 branche de jeune céleri
- 1 cuil. à soupe de câpres
- Huile d'olive
- Fleur de sel
- Poivre

## PRÉPARATION

- Coupez la betterave Chioggia en fines rondelles.
- Émincez le chou vert en fines lamelles.
- Hachez les cébettes.
- Émincez la branche de céleri.
- Disposez sur une assiette un cercle avec les rondelles de betterave Chioggia. Au centre, faites un mélange des deux choux (choucroute et chou vert).
- Assaisonnez avec sel, poivre, huile d'olive et éventuellement un peu de vinaigre.
- Constituez un dôme au centre du cercle de betterave et posez dessus les cébettes émincées, la jeune branche de céleri et les câpres.
- Versez un trait d'huile d'olive sur le tout.

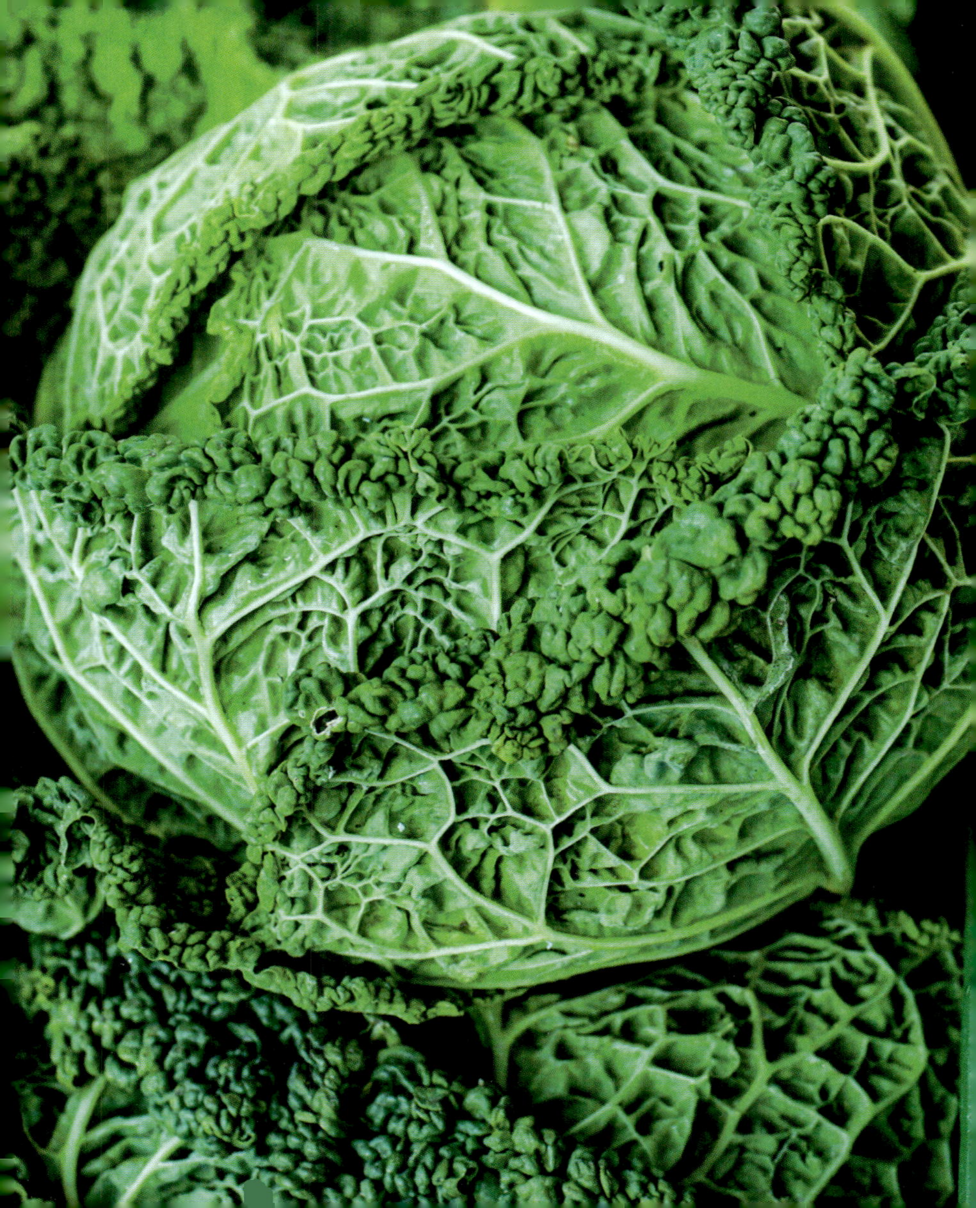

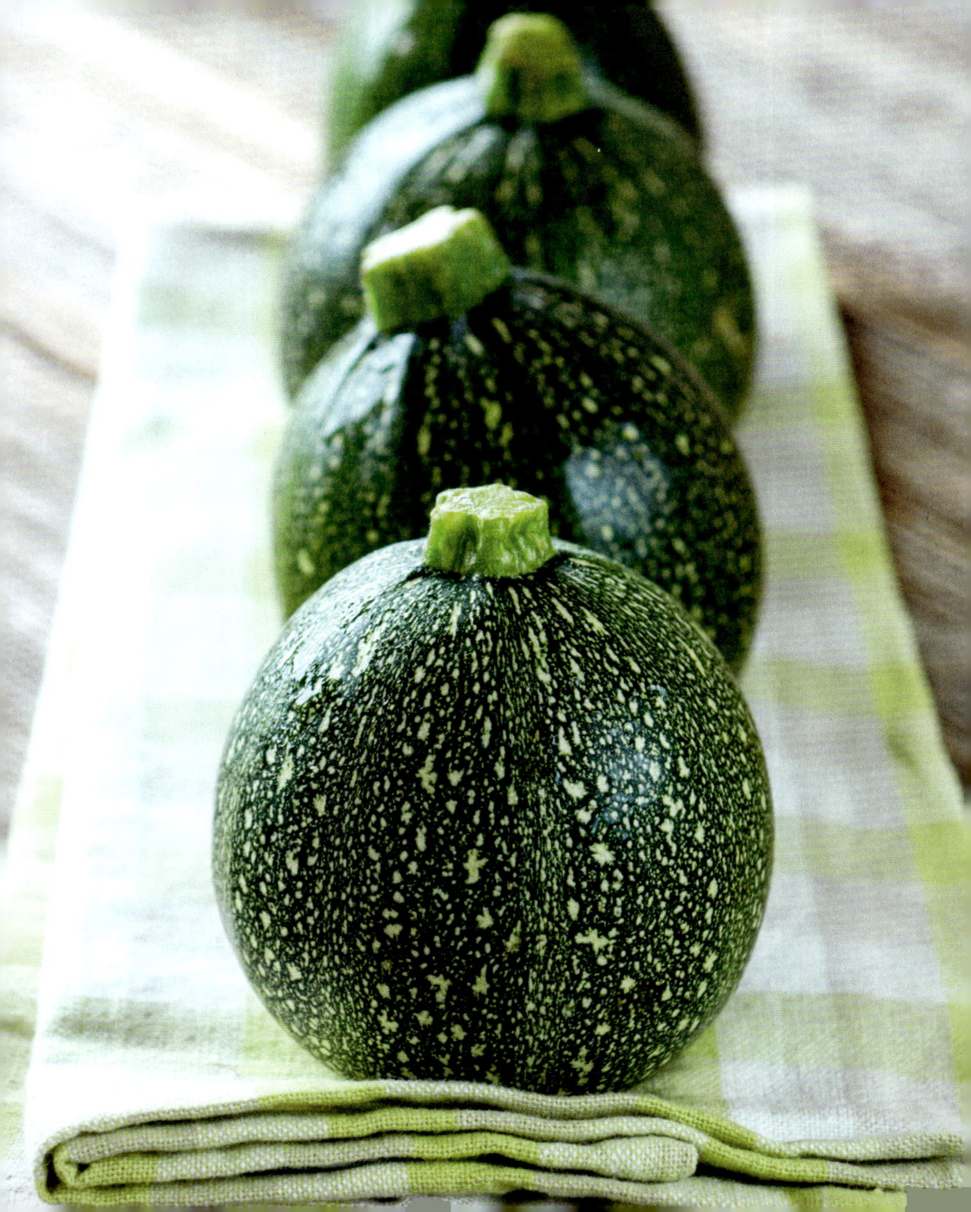

# Gaspacho de courgettes anciennes et betteraves crues, julienne de concombre

## INGRÉDIENTS

- 3 courgettes anciennes rondes de taille moyenne
- 1 betterave crue de belle taille
- 10 feuilles de basilic
- 3 gousses d'ail
- 2 cives
- Poivre
- Fleur de sel
- Graines germées
- 1 concombre Noa
- Huile d'olive

## PRÉPARATION

- Épluchez les courgettes et la betterave, coupez-les grossièrement dans un blender en conservant les graines.
- Ajoutez un verre d'eau, l'ail et les cives coupées en cubes, les feuilles de basilic, deux bonnes pincées de fleur de sel, un tour de moulin de poivre et deux cuillères à soupe d'huile d'olive.
- Mixez puissamment pour obtenir une crème, en y ajoutant éventuellement un peu d'eau pour obtenir une consistance crémeuse.
- Épluchez le concombre.
- Coupez-le en julienne.

## PRÉSENTATION

- Versez la crème dans 6 verrines, posez dessus quelques cubes de julienne de concombre et une pincée de graines germées.
- Couvrez d'un filet d'huile d'olive.

# Tagliatelles de concombre au chèvre frais

## INGRÉDIENTS

- 2 concombres bio
- 2 chèvres frais
- Feuilles de menthe fraîches
- Ciboulette
- Fleur de sel
- Poivre à queue
- Huile olive

## PRÉPARATION

- Épluchez les concombres puis continuez à éplucher en créant ainsi des tagliatelles jusqu'au cœur du concombre.
- Posez les tagliatelles sur chaque assiette.
- Émiettez le chèvre frais sur les tagliatelles.
- Assaisonnez avec une pincée de fleur de sel, un tour de moulin à poivre.
- Posez des feuilles de menthe et des tiges de ciboulette en décoration.
- Arrosez d'un filet d'huile d'olive.

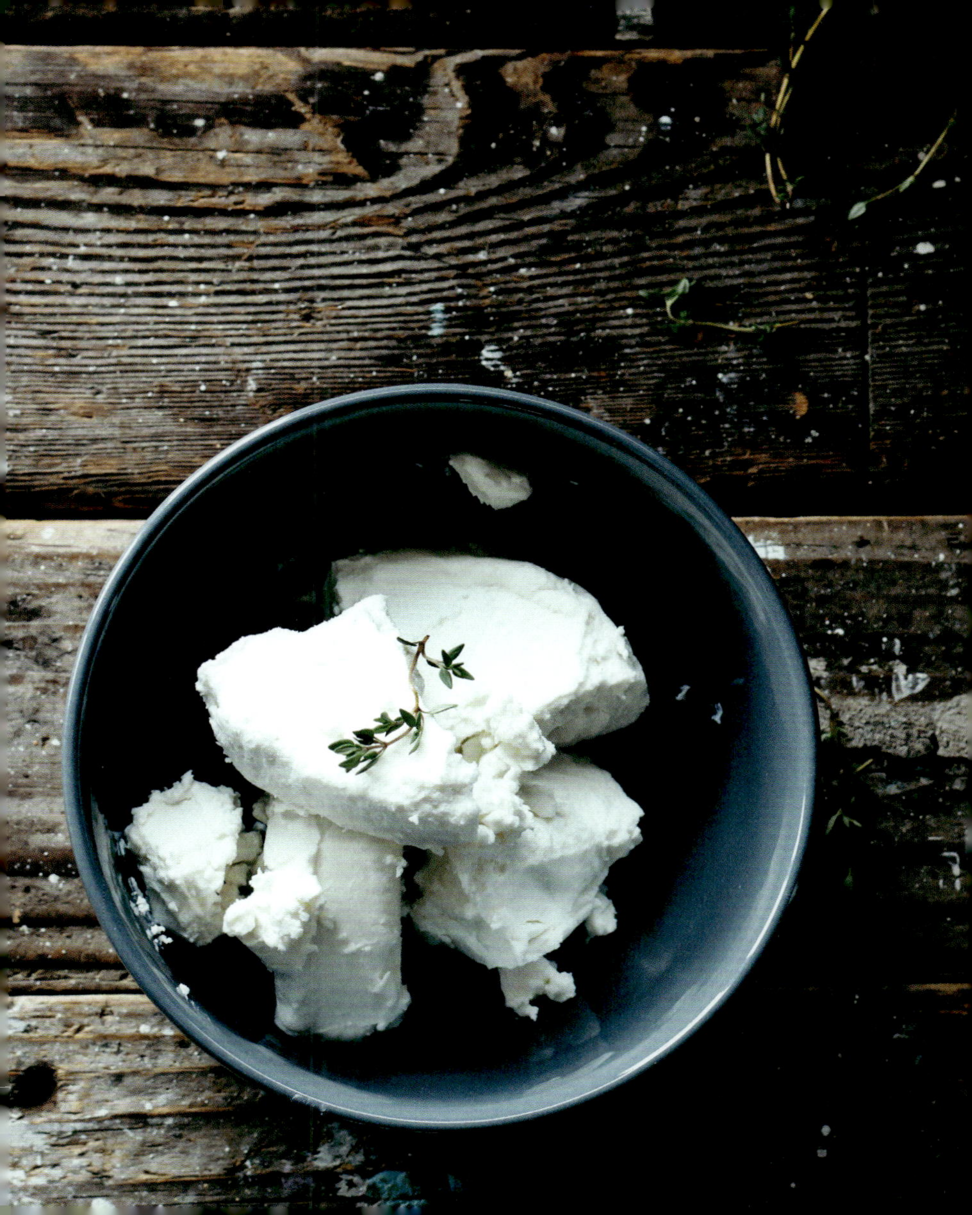

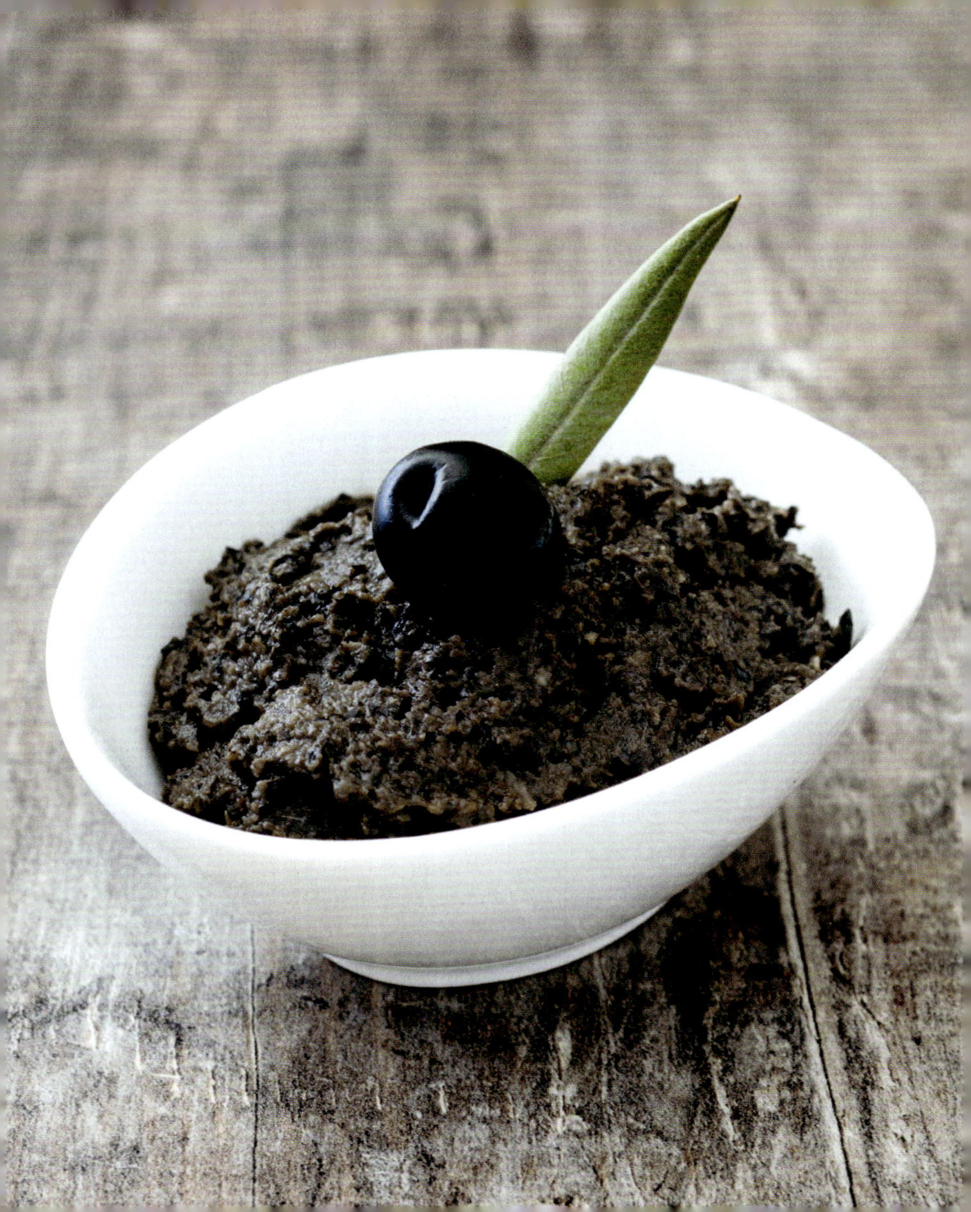

# Faisselle de chèvre à la tapenade

## INGRÉDIENTS

- 6 petites faisselles de chèvre
- 6 anchois à l'huile d'olive
- 6 cuil. à café de tapenade (200 g d'olives noires, 5 anchois à l'huile d'olive et 1 cuil. à café de câpres)
- 2 poivrons rouges
- Huile d'olive
- Fleur de sel

## PRÉPARATION

- Égouttez les 6 faisselles.
- Préparez la tapenade : mettez les 200 g d'olives noires dénoyautées, les filets d'anchois coupés en petits morceaux, les câpres et de l'huile d'olive dans un blender, puis mixez jusqu'à obtenir la consistance souhaitée.
- Passez les poivrons au four. Lorsqu'ils sont grillés, sortez-les du four, laissez-les reposer dans un papier journal puis enlevez la fine peau, les pépins et coupez-les en lanières.

## PRÉSENTATION

- Posez une faisselle au centre de chaque assiette. Recouvrez d'une cuillère de tapenade et d'un anchois et, tout autour, déposez les filets de poivrons rouges. Nappez le tout d'huile d'olive. Saupoudrez avec un peu de fleur de sel.

# Aigo Boulido

## INGRÉDIENTS

- 1 l d'eau
- 6 gousses d'ail
- Huile d'olive
- 3 feuilles de sauge
- 1 feuille de laurier
- 1 brin de thym
- 3 branches de persil plat
- Sel de Guérande
- Poivre

Facultatif :

- Tranches de pain grillé ou vermicelles
- 50 g de gruyère râpé

## PRÉPARATION

- Épluchez et écrasez les gousses d'ail.
- Portez l'eau à ébullition et jetez-y les gousses d'ail, le thym, la sauge, le laurier, le persil, le sel, le poivre et un filet d'huile d'olive.
- Laissez cuire 10 min, enlevez les herbes, et consommez le bouillon.

Éventuellement :

- Ajoutez du vermicelle et faites cuire 2 minutes supplémentaires, puis servez avec un filet d'huile d'olive.
- Ou placez des tranches de pain arrosées d'huile d'olive dans les assiettes, versez le bouillon, et ajoutez du gruyère râpé.
- Servez bien chaud.

# Crème d'orties et fanes de radis ou cresson

### INGRÉDIENTS

- 1 botte de radis ou 1 botte de cresson
- 1 poignée d'orties blanches
- 2 pommes de terre ou un morceau d'igname
- 1 carotte
- 1 gousse d'ail
- 1/2 cuil. à café de poudre de curcuma ou 1 petite racine de curcuma
- Crème fraîche
- Fleur de sel
- Poivre
- Huile d'olive

### PRÉPARATION

- Coupez les fanes de radis (conservez les radis pour un autre usage).
- Triez les fanes correctes et, si vous avez choisi le cresson, enlevez les tiges avant la feuille.
- Passez sous l'eau les orties et les fanes de radis ou le cresson.
- Mettez dans une casserole les deux pommes de terre épluchées ou l'igname et la carotte.
- Ajoutez 6 verres d'eau et faites cuire à petits bouillons.
- Lorsque la carotte et les pommes de terre sont cuites, ajoutez les fanes de radis ou de cresson et les orties coupées grossièrement, la gousse d'ail, puis faites cuire 3 minutes de plus.
- Versez le tout dans un blender, ajoutez le sel, le poivre, l'huile d'olive et le curcuma, puis émulsionnez à grande vitesse.
- Versez dans un bol, ajoutez une petite cuillère de crème fraîche et quelques gouttes d'huile d'olive.

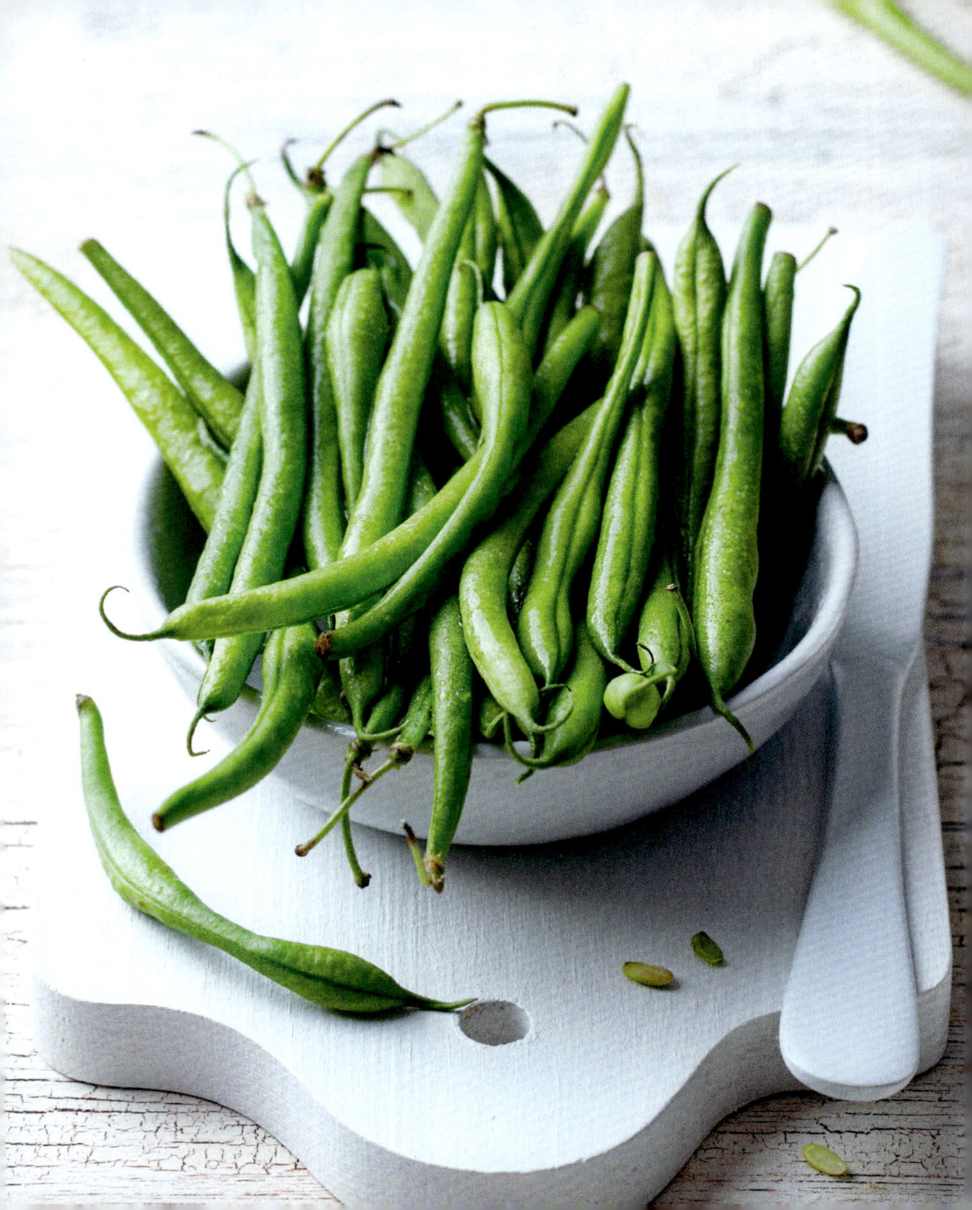

# Crème de haricots verts à la menthe

## INGRÉDIENTS

- 500 g de haricots verts
- 4 branches de menthe
- Fleur de sel
- Poivre
- Huile d'olive

## PRÉPARATION

- Équeutez les haricots.
- Faites-les cuire à la vapeur jusqu'à ce qu'ils deviennent bien tendres.
- Émulsionnez-les au blender en ajoutant les feuilles de menthe, 2 pincées de fleur de sel, 2 tours de moulin à poivre et l'huile d'olive.

## PRÉSENTATION

- Servez en verrine en décorant d'une feuille de menthe et d'un peu d'huile d'olive

# Cappuccino de betteraves

### INGRÉDIENTS

- 4 betteraves rouges cuites ou crues
- Les herbes du moment, au choix (persil, ciboulette, cerfeuil, coriandre, cébette...)
- 250 g de crème fraîche
- Fleur de sel
- Poivre
- Fenouil sec
- Huile d'olive
- Vinaigre balsamique

### PRÉPARATION

- La veille ou 3 heures avant la préparation, faites chauffer la crème fraîche avec 4/5 bâtonnets de fenouil.
- Dès qu'elle monte à ébullition, arrêtez et laissez refroidir au réfrigérateur. Dans le bol du mixeur, ajoutez les betteraves coupées en morceaux, 1 poignée d'herbes aromatiques, 1 cuillère à soupe de vinaigre balsamique, 2 pincées de fleur de sel, du poivre, un verre d'eau et une grosse cuillerée d'huile d'olive.
- Mixez afin d'obtenir une crème onctueuse.
- Vérifiez l'assaisonnement.
- Lorsque la crème fraîche est bien refroidie, retirez les bâtonnets de fenouil et montez la crème en chantilly.
- Remplissez 6 verrines transparentes, avec la moitié de la crème de betteraves et finissez en posant sur le dessus une cuillerée de chantilly au fenouil.
- Terminez en versant un trait d'huile d'olive et décorez d'une pluche d'herbe.

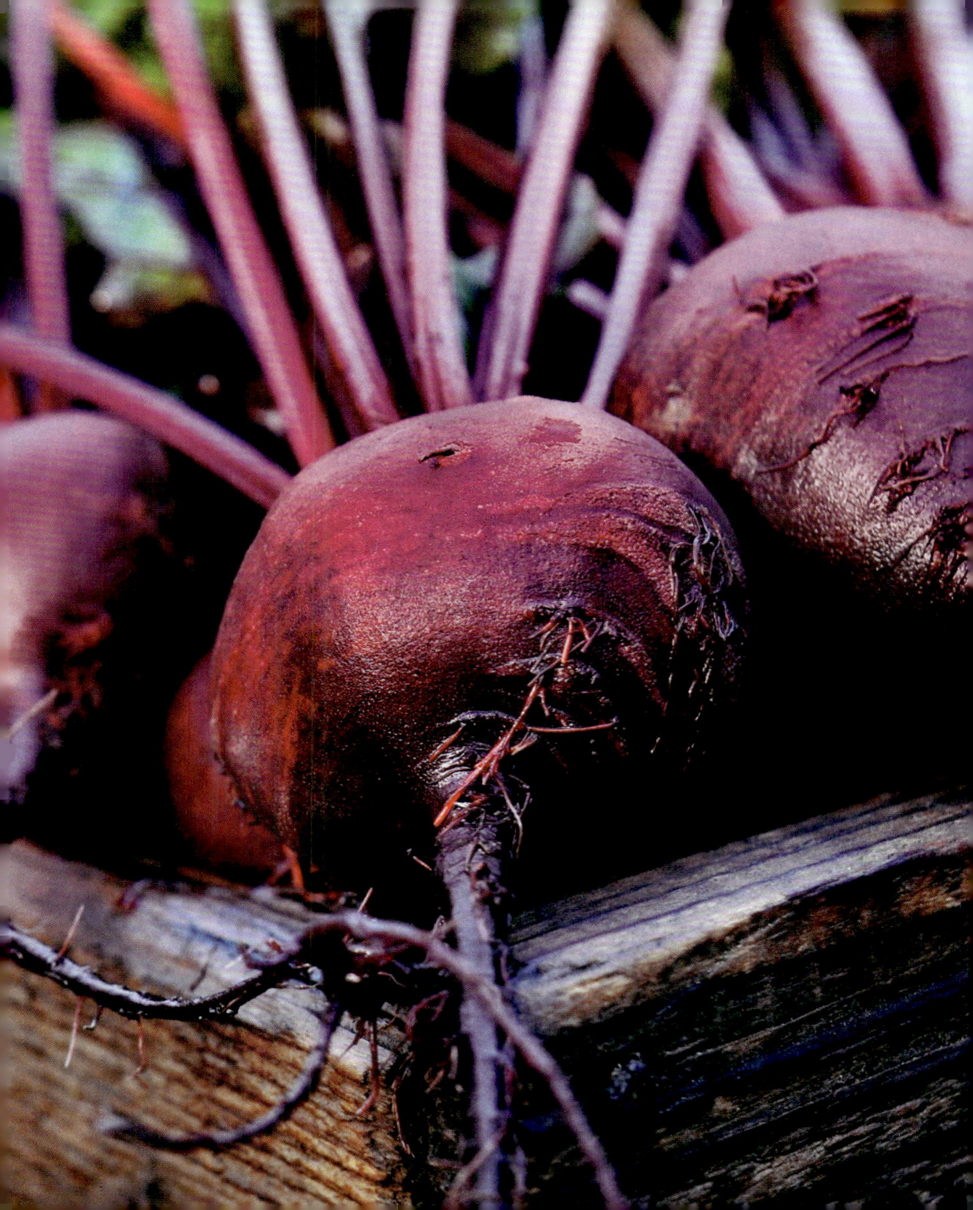

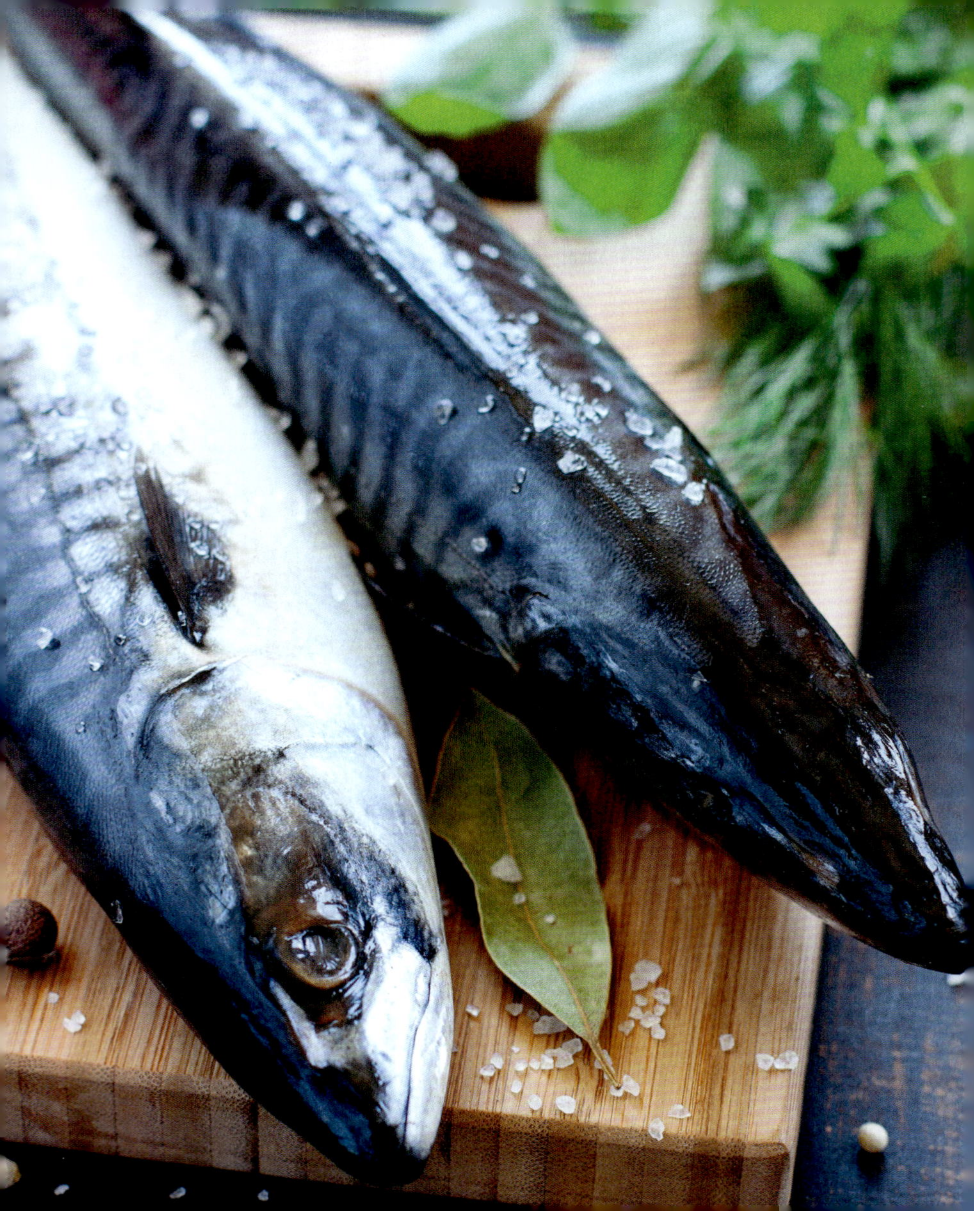

# Lisettes juste cuites à l'émincé de poireaux

## INGRÉDIENTS

- 6 lisettes ou petits maquereaux
- Quelques branches de fenouil sauvage séché
- 1 citron jaune
- 3 poireaux pas trop gros
- 1 bouquet de cerfeuil
- Fleur de sel
- Poivre
- Huile d'olive

## PRÉPARATION

- Videz et coupez la tête des maquereaux ou lisettes.
- Disposez-les dans un plat allant au four.
- Farcissez chaque lisette d'une demi-tranche de citron et d'une petite branche de fenouil sec.
- Salez.
- Arrosez d'huile d'olive.
- Passez à four doux une quinzaine de minutes. Attention, le poisson doit être à peine cuit et fondant, il faut donc vérifier la cuisson.
- Pendant ce temps, nettoyez les poireaux puis émincez-les en fines rondelles.
- Portez à ébullition une casserole d'eau. Lorsque l'eau frémit, maintenez-la à faible frémissement et jetez-y les poireaux. Laissez cuire 2 à 3 minutes.
- Sortez les poireaux, égouttez-les et passez-les sous l'eau bien fraîche pour arrêter la cuisson.
- Égouttez-les, arrosez-les d'huile d'olive, salez et poivrez.
- Dressez une lisette et une bonne cuillère de poireaux sur chaque assiette.
- Arrosez les poireaux de l'huile de cuisson et la lisette d'huile d'olive. Parsemez de feuilles de cerfeuil.

# Pavé de cabillaud et son quinoa

## INGRÉDIENTS

- 6 pavés de cabillaud
- 2 verres de Quinori (mélange de quinoa et riz)
- 2 cives
- Huile d'olive
- Fleur de sel
- Poivre
- 100 g de parmesan

## PRÉPARATION

- Faites cuire le Quinori 15 min à l'eau bouillante. Passé ce temps, égouttez-le, salez, poivrez, puis ajoutez 2 cuillères à soupe d'huile d'olive, le parmesan et mélangez. Réservez.
- Faites chauffer une plaque chauffante 5 min, baissez la température et faites cuire les pavés de cabillaud à chaleur descendante pendant 5 min.
- Dressez les pavés dans les assiettes, dessinez deux traits avec le quinoa de part et d'autre du poisson. Émincez la cive sur le dessus du cabillaud, salez avec la fleur de sel, poivrez et arrosez le tout d'un filet d'huile d'olive.

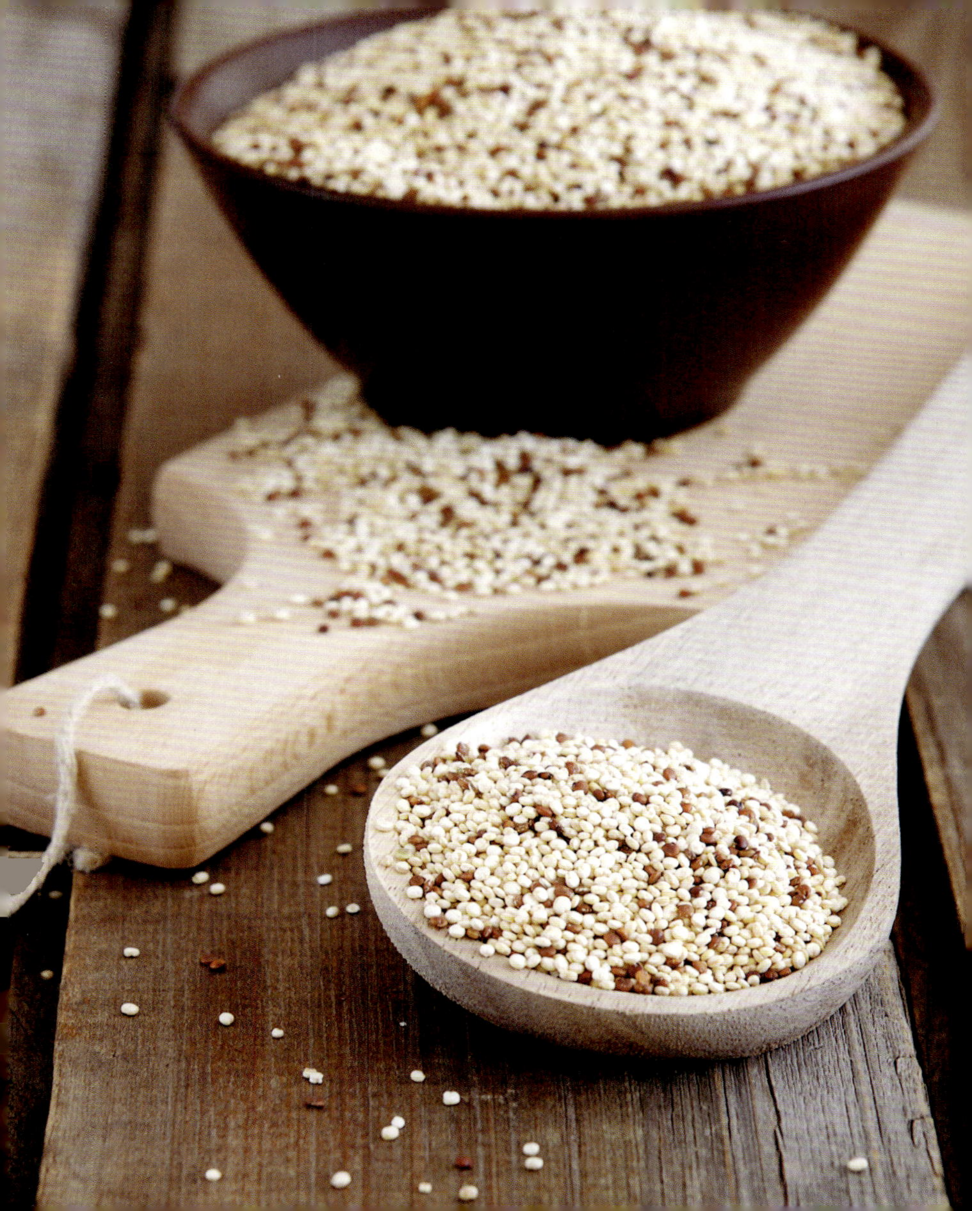

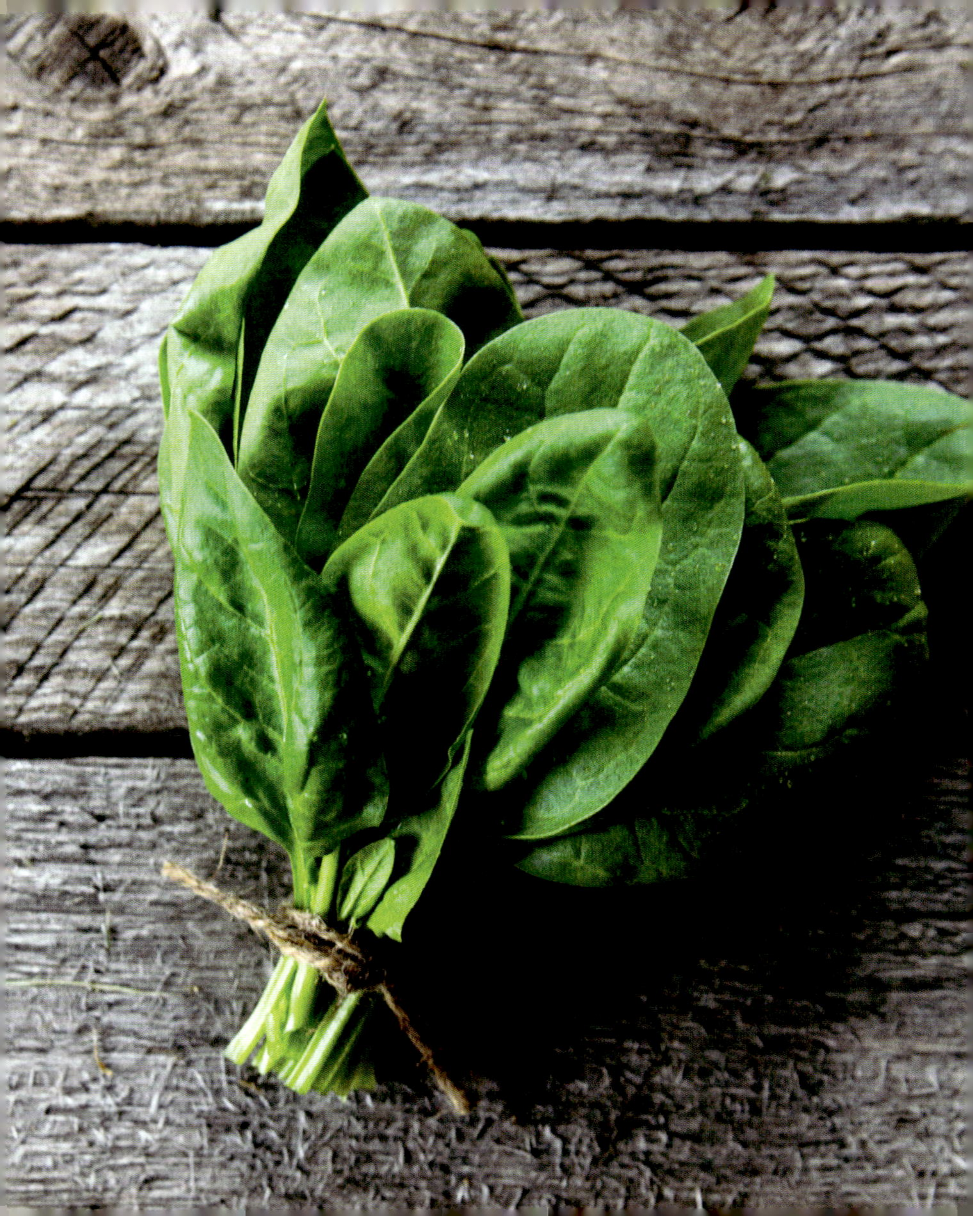

# Haché de maquereaux sur lit d'épinards

### INGRÉDIENTS

- 6 maquereaux de taille moyenne
- Quelques branches de fenouil sauvage séché
- 1 citron jaune
- 1 tomate
- 6 grosses poignées d'épinards
- 1 oignon
- 2 gousses d'ail
- Épices : fenugrec, graines de fenouil, noix de muscade, cardamome
- Fleur de sel
- Poivre
- Huile d'olive

### PRÉPARATION

- Faites vider et couper la tête des maquereaux.
- Dans un plat allant au four, rangez les poissons garnis d'une branche de fenouil sauvage, d'une rondelle de citron et d'une rondelle de tomate.
- Salez et arrosez d'huile d'olive.
- Passez au four à chaleur tournante à 200 °C, pendant 10 min : ils doivent être à peine cuits.
- Équeutez les épinards, rincez-les, égouttez-les et hachez-les grossièrement.
- Dans un wok, mettez une huile d'olive basique, ajoutez l'oignon et l'ail émincés. Quand ils sont dorés, jetez dedans les épinards et remuez jusqu'à ce qu'ils soient juste cuits, encore légèrement croquants.
- Salez avec la fleur de sel, deux tours de moulin à poivre, une pincée des épices.

### PRÉSENTATION

- À la fin de la cuisson, dressez les épinards sous forme de cercle sur 6 assiettes.
- Débitez chaque maquereau en le hachant grossièrement.
- Posez sur chaque rond d'épinards.
- Vérifiez l'assaisonnement et versez un trait d'huile d'olive.

# Tartare de saumon

## INGRÉDIENTS

- 500 g de pavé de saumon
- Ciboulette, cerfeuil, aneth
- 2 poireaux
- Graines de sésame, baies roses
- Sel de Guérande
- Poivre de Sechouan
- Vinaigre balsamique
- Huile d'olive

## PRÉPARATION

- Coupez le saumon en petits cubes.
- Disposez-les dans un saladier. Ajoutez ciboulette, cerfeuil et aneth émincés, sel de Guérande, poivre de Sechouan. Et selon votre goût, des graines de sésame et/ou des baies roses concassées. Vous pouvez aussi relever le tartare avec un petit filet de vinaigre balsamique. Au final, ajoutez un filet d'huile d'olive.
- Coupez les poireaux en fines rondelles, rincez-les afin d'enlever toute trace de terre.
- Jetez les rondelles de poireau 1 min dans de l'eau bouillante, puis égouttez et passez sous l'eau glacée pour arrêter la cuisson.
- Versez dans un saladier et arrosez d'un filet d'huile d'olive, salez et poivrez puis ajoutez une touche de vinaigre balsamique.
- Dressez sur une assiette un dôme de tartare sur un lit de poireaux.
- Décorez avec une pluche d'aneth.

# Salade toute simple de lentilles corail

## INGRÉDIENTS

- Lentilles corail bio
- 6 feuilles de basilic
- 2 cébettes
- 5-6 tiges de ciboulette
- Fleur de sel
- Poivre blanc Sarawak
- 1 cuil. à soupe de gros sel de Guérande
- Huile d'olive

## PRÉPARATION

- Versez 6 verres d'eau dans une casserole. Ajoutez-y 3 verres de lentilles préalablement rincées et la cuillère à soupe de gros sel.
- Faites cuire pendant environ 20 min (les lentilles doivent être tendres).
- Égouttez bien.
- Dans un saladier, ajoutez le basilic, la ciboulette, les 2 cébettes finement émincées.
- Poivrez, ajoutez une pincée de fleur de sel si nécessaire et 3 bonnes cuillères d'huile d'olive.

# Émulsion de concombre au yusu et basilic

**INGRÉDIENTS**

- 2 concombres Noa
- 1 bouquet de basilic
- 3 cuil. à soupe de jus de yuzu (vous pouvez vous le procurer en magasin de produits exotiques et en huile essentielle)
- Poivre blanc Sarawak
- Fleur de sel
- Huile d'olive

**PRÉPARATION**

- Épluchez les concombres en laissant quelques bandes de peau.
- Coupez-les en cubes et mettez-les dans un blender.
- Ajoutez tous les ingrédients : le basilic grossièrement haché, les 3 cuillères de yuzu, 3 bonnes pincées de fleur de sel, plusieurs tours de poivre blanc du moulin, 4 cuillères à soupe d'huile d'olive.
- Émulsionnez très fort pendant 2 à 3 min jusqu'à obtenir une crème très onctueuse et complètement homogène.
- Rectifiez l'assaisonnement si besoin.
- Versez en verrine.
- Terminez par un trait d'huile d'olive.

# Crème de céleri et sa julienne de tomate au chèvre frais

## INGRÉDIENTS

- 1 grosse branche de céleri frais
- 3 carottes
- 2 pommes de terre
- 2 gousses d'ail
- 2 tomates goûteuses
- 1 chèvre frais
- Basilic
- Ciboulette
- 1 cive ou cébette
- Huile d'olive
- Fleur de sel
- Poivre du moulin (sarawak blanc)
- Gros sel de Guérande

## PRÉPARATION

- Épluchez les carottes, les pommes de terre, l'ail, coupez-les en morceaux.
- Coupez les branches du céleri et les feuilles en petits tronçons.
- Mettez le tout dans un faitout avec une petite poignée de gros sel de Guérande et de l'eau 2 cm au-dessus des légumes.
- Faites cuire jusqu'à ce que les pommes de terre et les carottes soient tendres.
- Passez le tout au blender pour obtenir une crème onctueuse (il faut doser l'eau de cuisson). Ajoutez de l'huile d'olive et rectifiez l'assaisonnement si nécessaire (fleur de sel + poivre). Le goût du céleri est assez prononcé.
- Laissez bien refroidir au réfrigérateur (la veille est préférable).
- Coupez les tomates et le chèvre frais en petits dés.
- Mettez la crème dans les assiettes, éparpillez les dés de tomate et de chèvre.
- Salez et poivrez.
- Ajoutez le basilic, la cive et la ciboulette finement émincés.
- Terminez avec un filet d'huile d'olive.

# Notes

[1] Alain Rousseaux est né en 1947. Dès 1967, alors qu'il s'oriente vers le domaine médical, deux rencontres vont modifier et décider de son chemin de vie :
- un ouvrage : *Les lois de la vie saine* du Dr Paul Carton édité en 1922
- une personnalité : Pierre Valentin Marchesseau qui réalise une première synthèse naturopathique. Un doctorat en naturopathie (D.N. Québec) récompensera ses études mais ne sera qu'une étape dans la découverte de ce vaste domaine. De 1970 à 1983, Alain Rousseaux collabore avec P. V. Marchesseau pour dynamiser le courant de médecine naturelle amorcé au début de xxe siècle par les médecins naturistes. Une organisation se met progressivement en place avec l'ouverture d'un centre de formation : l'institut d'hygiène naturelle à Paris ainsi que la création d'une association (loi de 1901), la Fédération Française de Naturopathie. En 1983, il ouvre le premier centre de naturopathie à Paris, et crée en parallèle l'institut Alain Rousseaux où il enseigne ainsi que l'institut d'hygiène vitale devenue APHN (association de professionnels naturopathes) dont il est toujours président d'honneur. Maintenant il a cessé toute activité et continue de mettre en pratique ses convictions.

[2] *Le jeûne en naturopathie :* P. V. Marchesseau. Professeur d'éducation physique, docteur en philosophie, il étudia la médecine et s'intéressa très tôt à la naturopathie, fréquentant les plus grands naturopathes et humanistes de l'époque. Il put ainsi asseoir ses recherches et mettre au point la naturopathie orthodoxe qui se fonde sur l'énergie vitale pour rétablir la santé à savoir l'auto-guérison.

[3] Un aliment chargé de vitalité est celui qui a conservé tout son pouvoir nutritionnel, ses vitamines, ses oligoéléments, ses minéraux, ses protéines, etc. car il n'a pas subi de transformation, de cuisson violente, il n'a pas été dénaturé par des produits chimiques.

[4] Cours d'Hygiène vitale ISUPNAT : Alain Rousseaux

[5] *Le retour à la santé par le jeûne* : Dr E. Bertholet : Éditions Aryana. Ce médecin suisse fut parmi les premiers européens à s'intéresser aux médecines naturelles. Il prônait entre autres le jeûne comme moyen thérapeutique. Il accompagna vers la guérison de nombreux patients que la médecine allopathique avait abandonnés, pendant plus de 40 ans.

[6] *Restrictions alimentaires et maladies* : Alain Rousseaux

[7] *Le jeûne en naturopathie* : P.V. Marchesseau

[8] *Vitality, fasting and nutrition* : H. Carrington. Cet Anglais d'origine vécut la plupart de sa vie aux Etats-Unis. Il créa l'American psychical institute. Il s'intéressa aux médecines alternatives et au paranormal. Il écrivit de nombreux livres.

[9] Laboratoire Holiste

[10] Le centre tout naturellement : 83 bis rue Lafayette 75009 Paris

[11] *Restrictions alimentaires et maladies* : Alain Rousseaux

[12] *Le jeûne* : H. M Shelton

[13] *Restrictions alimentaires et maladies* : Alain Rousseaux

[14] Michel Girou : naturopathe, professeur à ISUPNAT

[15] *Santé et connaissance de soi* : Christophe Vasey. Ce naturopathe et auteur de nombreux ouvrages exerce en Suisse.

[16] *Restrictions alimentaires et maladies* Alain Rousseaux

[17] *Le jeûne en naturopathie* : PV Marchesseau

[18] *Le jeûne* : H. M. Shelton - Éditions les courriers du livre

[19] *Jeûner pour sa santé* : Nicole Boudreau - Éditions Ambre. Cette biologiste québécoise dirige un centre de jeûne au Québec.

[20] Madira Sardancourt pratique et enseigne le yoga depuis plus de 40 ans, aujourd'hui en Avignon, autrefois à Paris, formée au Kaivalyadhamma de Lonavla (Inde) en hatha yoga traditionnel et thérapeutique avec une bourse du gouvernement indien. Elle a pratiqué à 2 reprises un jeûne de 21 jours et plusieurs de 7 jours dans des conditions extrêmement différentes, ce qui l'amène à conclure que les conditions extérieures sont déterminantes pour la réussite d'un jeûne.

[21] *Je perfectionne mon yoga* : André Van Lysebeth

[22] *Le Sauna* : Alain Rousseaux

[23] À Paris, vous pourrez le pratiquer au Centre Tout naturellement 83 bis rue Lafayette 75009

[24] *Les bains dérivatifs* : France Guillain

[25] *Le jeûne* : H. M. Shelton - Éditions les courriers du livre

[26] *Les cures de santé* : Christophe Vasey

[27] *Jeûner pour sa santé* : Nicole Boudreau - Éditions Ambre

[28] *Le jeûne en naturopathie* : P. V. Marchesseau

[29] *Le retour à la santé par le jeûne* : Dr E. Bertholet

[30] La revue américaine *Impact Aging* article décembre 2009

[31] Catherine Kousmine « *La sclérose en plaques est guérissable* »

[32] Lettre du Professeur Joyeux : « *Les miracles du jeûne*

[33] *Le jeûne* : H. M. Shelton - Éditions Les Courriers du livre

[34] Sourate 2 *du Coran Al-Baqarah*

[35] *Le retour à la santé par le jeûne* : Dr Ed. Bertholet

[36] MIAM Ô FRUITS de France Guillain

# Lexique

**Catabolisme :** ensemble des réactions chimiques qui dégradent des molécules complexes en substances simples.

**Corps cétoniques :** ce sont trois métabolites - l'acétylacétate, le β-hydroxybutyrate et l'acétone - produits par le processus de cétogenèse dans le foie à partir de la dégradation des lipides, et plus particulièrement des acides gras, lorsque l'organisme ne dispose plus de réserves suffisantes en glucides, et notamment en glucose. Les corps cétoniques sont généralement éliminés par les reins dans les urines. Mais s'ils sont produits en excès et en trop forte concentration, ils deviennent toxiques. On parle alors d'acidocétose.

**Déchets colloïdaux :** les colles n'ont pas de forme définie et persistante, ce sont des substances sans structures fixe, elles sont molles, arrondies et malléables, elles ne sont pas agressives mais gênent et entravent l'organisme par leur présence et leur masse, elles épaississent les liquides dans lesquels elles se trouvent, comme le sang et la lymphe.

**Déchets cristalloïdes :** les cristaux sont de forme cristalline, autrement dits de forme géométrique, par opposition à la forme non structurée et amorphe des colles, lors de contacts prolongés, les cristaux s'agglomèrent les uns aux autres et forment des structures cristallines appelées aussi calcul. Ils se présentent souvent sous forme d'acide et sont issus de l'utilisation des protéines. Ils s'installent souvent dans les articulations. Ce sont principalement le cholestérol, l'urée, l'acide urique présents dans le sang.

**Désénervation :** La désénervation, ou gestion du stress, va permettre au cerveau organique de retrouver son autonomie et de mieux gérer la détoxination du corps. Elle passe par des techniques telles que la sophrologie, la méditation et d'autres encore.

**Émonctoire :** organe dont la fonction permet à l'organisme d'éliminer ses déchets, ses sécrétions surabondantes ou nuisibles. Parmi les émonctoires figurent le foie, les intestins, la peau, les poumons et les reins.

**Énergie vitale :** un des paramètres de la naturopathie est le vitalisme. Il s'agit d'une philosophie selon laquelle c'est l'énergie vitale, « une intelligence biologique du corps de nature immatérielle » qui gère la matière et donc le corps pour lui permettre d'être équilibré et de s'auto-guérir.

**Glycogène :** Le glycogène, qui est un polysaccharide, est la forme sous laquelle les glucides sont stockés dans l'organisme. Le glycogène est décomposé en molécules de glucose lorsque le corps a besoin d'énergie.

**Hypotoxique :** une alimentation hypotoxique est constituée d'aliments comportant le moins de toxines possibles. De nombreux régimes hypotoxiques ont été mis au point par des personnes très sérieuses comme Le Docteur Jean Seignalet, Catherine Kousmine et d'autres encore. Elle préconise d'éviter les aliments cuits à haute température, les aliments raffinés, le gluten, les protéines du lait, le café, le thé noir, les alcools, les sodas, les plats tout préparés, préférant les fruits et légumes bio et de saison et l'alimentation crue.

**Métabolites :** substance organique qui est issue du métabolisme.
Le métabolisme est l'ensemble des réactions chimiques qui se déroulent au sein d'un être vivant pour lui permettre notamment de se maintenir en vie, de se reproduire, de se développer.
La digestion des aliments au niveau du côlon engendre des métabolites acides à partir des sucres par le processus de fermentation (côlon droit) et des métabolites alcalins à partir des protéines par le processus de putréfaction (côlon gauche).

**Régime hypotoxique :** Il s'appuie sur une alimentation comportant le moins de toxines possible. Il est constitué de légumes et de fruits bio, de saison et locaux. Il privilégie une alimentation crue, du poisson, peu de viande rouge. Les aliments cuits à haute température, les aliments raffinés par exemple sucre blanc ou farine blanche, le gluten, les protéines du lait, le café, le thé noir, les alcools, les sodas, les plats tout préparés sont proscrits. De nombreux régimes hypotoxiques ont été mis au point par des personnes très sérieuses comme le docteur Jean Seignalet, Catherine Kousmine et d'autres encore.

**Toxémie :** pour les hygiénistes, il s'agit de l'accumulation de toxines dans le corps qui vont entraîner un encrassement à l'origine des maladies.

**Toxine endogène/exogène :** les toxines sont des éléments qui sont des déchets pour notre corps. Les toxines endogènes sont liées au fonctionnement naturel du corps. Chaque jour nos cellules éliminent des toxines. Quand les toxines sont exogènes, cela signifie qu'elles proviennent d'un facteur extérieur, elles passent par la peau, les poumons, mais le plus souvent par l'alimentation : par exemple les produits chimiques (pesticides, conservateurs, additifs alimentaires...), les médicaments comme les antibiotiques, les hormones, les métaux lourds, les produits alimentaires de mauvaise qualité, les pollutions de l'air.

# Anne Victoria Fargepallet

Née en Provence, l'auteure a grandi à la campagne au milieu des oliviers. Elle renonce à son premier choix de vie, herboriste et éleveuse de chèvres, pour finalement devenir avocate. Après une carrière d'affaires à Paris, elle s'investit dans l'environnement avec son mari, paysan, oléiculteur en culture biologique, et tout naturellement entame des études de naturopathie en suivant l'enseignement de l'institut supérieur de naturopathie ISUPNAT, créé à l'origine par Alain Rousseaux. Elle est également énergéticienne et magnétiseuse.

Toujours avocate, Anne Victoria Fargepallet pratique la naturopathie dans le cadre associatif. Convaincue que le jeûne permet l'autoguérison, elle le pratique régulièrement et encadre des jeûneurs dans sa ferme en Provence, elle a écrit un premier livre sur le sujet (éditions Marie Claire).

Toujours suivant sa volonté d'éveiller les consciences et de donner de manière didactique et simple des conseils pour améliorer la santé et la conserver, elle donne des conférences et écrit un deuxième livre.

Elle enseigne actuellement à l'ISUPNAT, à l'université d'Avignon (droit de l'environnement) et à l'université de Biologie de Grenoble (droit des plantes, compléments alimentaires, médicaments).

Elle est présidente de l'APHN, association pour la promotion de l'hygiène vitale et la naturopathie, et participe de ce fait comme membre du collectif « naturopathe » aux actions menées pour faire reconnaître la naturopathie par le ministère de la Santé.

**DE LA MÊME AUTEURE**

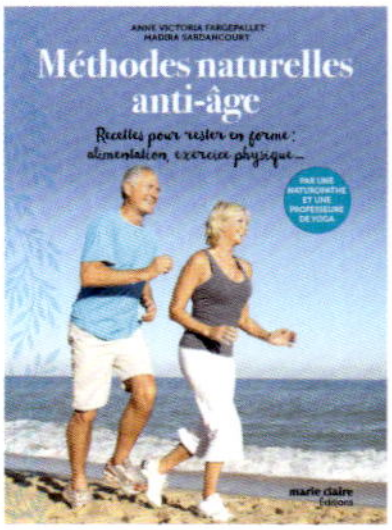


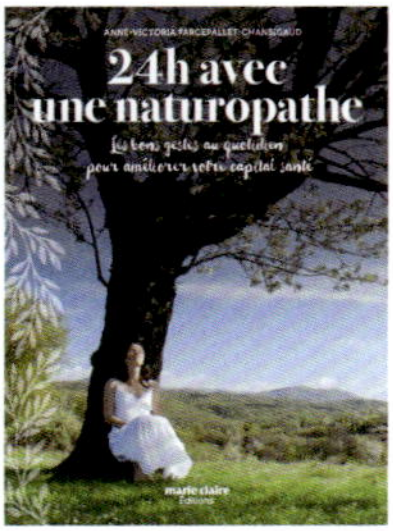

## BIBLIOGRAPHIE


*Le jeûne*: H. M. Shelton - Éditions les courriers du livre
*Vitality, fasting and nutrition*: H. Carrington
*Le retour à la santé par le jeûne*: Dr Ed Bertholet: Éditions Aryana
*Jeûner pour sa santé*: Nicole Boudreau - Éditions Ambre
*Les cures de santé* - Santé et connaissance de soi: Christophe Vasey
*Les surprenantes vertus du jeûne*: Sophie Lacoste
Lettre du Professeur Joyeux: « Les miracles du jeûne »
*Le jeûne: bien être, immunité*, cancer article de Sciences et Avenir en date de juin 2015
Jean Claude Larcher, prêtre orthodoxe, interviewé sur France Culture en avril 2016,
*Restrictions alimentaires et maladies*: Alain Rousseaux
Cours d'Hygiène vitale ISUPNAT: Alain Rousseaux
Le *jeûne en naturopathie*: P. V. Marchesseau
*Les bains dérivatifs*: France Guillain
La revue américaine *Impact Aging* article décembre 2009
*Je perfectionne mon yoga*: André Van Lysebeth

## CARNET D'ADRESSES

Maison d'hôtes du Mas de Gratte Semelle :
Route d'Avignon - 13150 Tarascon
www.masgrattesemelle.com
Réservation au 06 15 16 18 81/06 07 36 43 07
E-mail : contact@masgrattesemelle.com
Chambres et tables d'hôtes du Mas de Gratte Semelle
Le Moulin de Grouche : 17, rue du Moulin, 80600 Lucheux
www.pranahvital.com

Direction d'édition : Thierry Lamarre
Édition : Adeline Lobut
Textes : Anne-Victoria Fargepallet
Correction-révision : Isabelle Misery
Conception graphique, mise en pages et couverture :
Carole Schilling - caroleschillingdesign.com

Photos : © Shutterstock: p. 3, 7, 8, 12, 18, 21, 25, 26, 31, 32, 35, 38, 41, 45, 48, 58, 62, 67, 73, 74, 77, 81, 84/85, 89, 92, 95, 99, 100, 103, 104, 108, 111, 112, 115, 116.
Photos © Katharine COOPER : p. 52, 53, 54, 92-93, 126

Éditions Marie Claire
Publiées par Société d'Information et de Créations - SIC
Une société de Marie Claire Album
10 bd des Frères Voisin - 92792 Issy-les-Moulineaux CEDEX 9 - France
Tél. 01 41 46 88 88
RCS Nanterre 302 114 509
SARL au capital de 3.822.000 euros


ISBN : 979-10-323-0623-9
N° Éditeur : 38369
Imprimé par G. Canale & C., Bucarest, Roumanie
Dépôt légal : août 2021.

www.sotrendoo.com